ダウン症の歴史

DOWNS

The history of a disability

デイヴィッド・ライト
David Wright
大谷 誠［訳］
公益財団法人
日本ダウン症協会［協力］

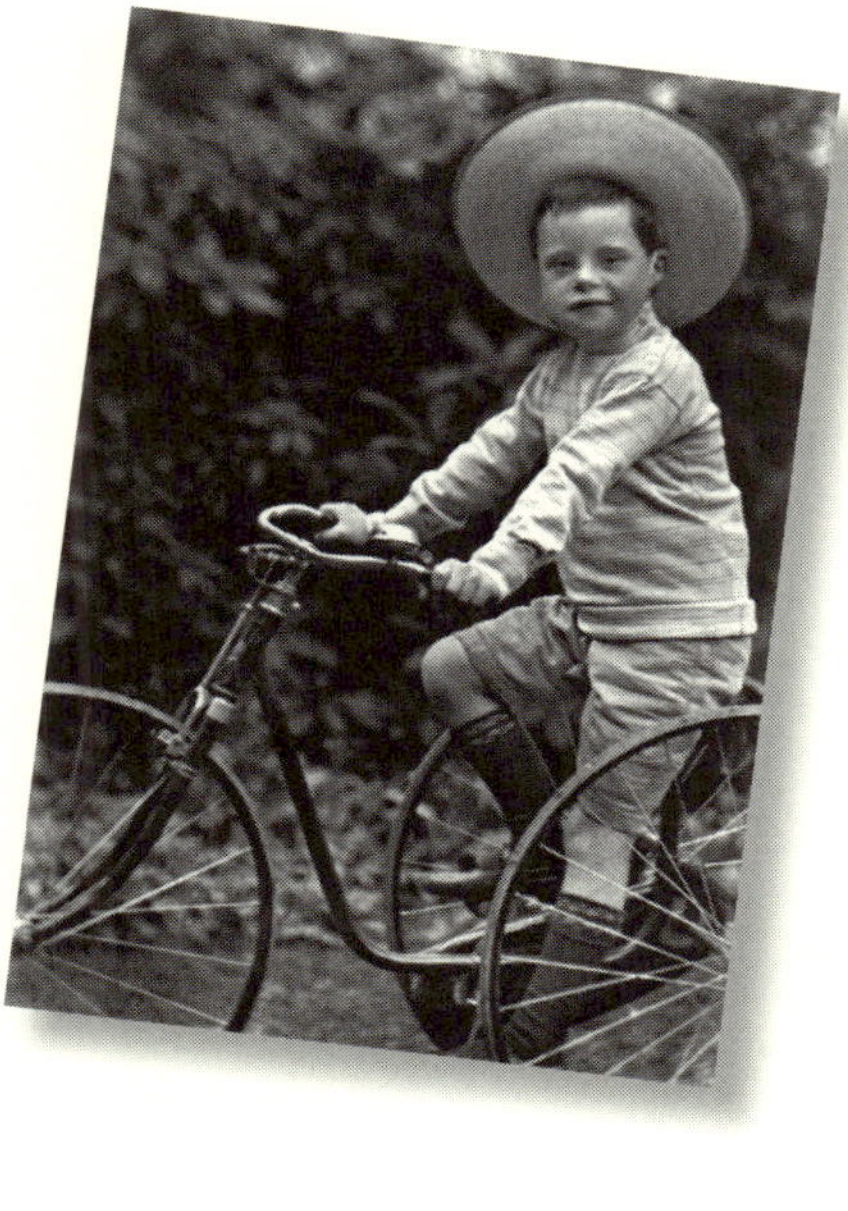

明石書店

謝辞

本書は、多くの学術的支援、および個人的支援によって誕生した。まずは、オックスフォード大学出版局「病気の歴史」シリーズの出版企画に際し声をかけてくれた、ヘレン・バイナムとビル・バイナムにお礼を述べたい。ヘレンとビルには、惜しみない力添えと批判的コメントをいただき、また原案と最終原稿に匿名で意見を提供していただいた。オックスフォード大学出版局（イギリス）のラサ・メノン、エマ・マーチャント、フィル・ヘンダーソンからは、本の構成に対して丁寧な指導を頂戴し、図版の使用許可の手助けと、本書の販売についての助言をいただいた。アンドレア・ペルコ・ハウには、マックマスター大学・学部長室の秘書として精力的に取り組んでいただいた。イングランド、テディントンにあるラングドン・ダウン・センター財団のスタッフは、私の調査訪問に好意的で、この本の鍵となる図版の複写を快く許可してくれた。ポール・ビバリーとノーライン・ブリッジには、効果的で正確な校正をしていただいた。

2年間にわたり困難な仕事に取り組んでいただいた研究助手たちには、特に世話になった。野心的で、いつも刺激を与えてくれる若手美術史家のネイサン・フィルズは、図版の選択に優れており、本書の構成についてのよき相談者であった。カナダで医学博士号の取得を目指しているコリーン・コルダックスは、完璧な研究助手であり、彼女の非常に優れた医学知識はとても貴重であった。ケイトリン・ダイアー、ジャッキー・ノブレペレス、マーティン・シグレネキーは、とても優秀な学部生の研究補助員であり、無数の参考文献に精密な注意を払い、それらをすばやく入手した。他にも、以下の方々に、イギリスとカナダ圏外のダウン症の歴史に関する、私の表面的な知識を救っていただいた。ジェフ・ヘイトンには、近代ドイツの障害と断種に関する研究を提供していただき、私の知識の不充分な点を補足していただいた。デヴォン・スティルウェルには、アメリカ合衆国の遺伝学検査の専門職化に関する、非常に有益な未公開史料を開示していただいた。ジョン・アームストロングには、オーストラリアとニュージーランドについての重要な研究を紹介していただいた。大谷誠には、日本における障害史の資料を翻訳していただいた。もちろん、ダウン症の歴史における真のグローバルな書物は存在しないが、本書の地理的範囲を広げたいとの私の思いは、以上の人々に加え、キャシー・コールボーン、鈴木晃仁、北中淳子、エリザベス・マルコム、ジョナサン・アブラードなど、カナダ以外の多くの友人や同僚によって支援された。

　私の研究は、マーク・ジャクソン、マシュー・トムソン、スティーブン・ノル、ジム・トレントなどの、「精神遅滞」の歴史に関する数少ない優れた研究から大きな影響を受けている。私は、特にオコナー・ワードに感謝したい。彼のジョン・ラングドン・ダウンについての著書は、非常に価値のあるものである。私は、ダウンの写真に関する彼の魅力的な議論に刺激されたため、本書のエピローグで知的障害者の写真撮影について述べた。私が非常に幸運だったのは、この原稿が完成する間際に、マギル大学の人類遺伝学の名誉教授、クラーク・フレイザーと接触できたことである。１９５８年のマギル大学でのジェローム・ルジューヌの公開講演に関する彼の見識のおかげで、私は21トリソミーの「発見」について遺伝学界で近年闘われている論争について注意を払うことができた。

ありがたいことに私は、大学院での研究と学術活動を通じて、外部からの資金援助を受けてきた。両親からの金銭的支援をはじめ、リネカー・コレッジ（オックスフォード大学）からの奨学金、海外研究奨学金プログラム（イギリス）、そしてオックスフォード大学近代史学部からの支援がなければ、私は高等教育を受け続けることはできなかった。イギリスで上級学術訓練を続ける多くの医学史家と同様に、私はウェルカム財団からの多大な支援のもと、最初はオックスフォード大学のポスドク特別研究員となり、次にノッティンガム大学の講師となった。１９９９年にカナダに戻ると、マックマスター大学で、トロントの医療サービス協会（以前はハナ医学史協会といった）が資金援助しているハナ寄付講座の医学史の教授職に就いた。それ以来、マックマスター大学からは支援を受けている。そして、マックマスター学術研究委員会を通じての学内基金、学長室からの寄付、さらに、カナダ社会科学・人文研究評議会とカナダ健康研究協会から、資金面での研究支援を受け続けることができた。これらのなかには公益財団によるものもあればカナダの税収で賄われた基金もあるが、私は、これら助成機関すべての思いやりと寛大さを一瞬たりとも忘れたことはない。最後に、精神的支えであり友人でもある同僚たちと、この本の多くを執筆した場所である、カナダ、ハミルトン州ウェストデイルのマイドッグ・ジョーズ・カフェの元気が出るラテに感謝したい。

この本の素晴らしい図版の出所は以下の通りである。ラングドン・ダウン家と「猿線」（レジナルド・ラングドン・ダウンが撮影した）の写真はすべて、イングランド、テディントンのラングドン・ダウン・センター財団とイギリス・ダウン症協会の許可を得た。アヴァロンの野生児と21トリソミーの核型の写真の複製は、イングランド、ロンドンのウェルカム財団の許諾を得たものである。ウィリアム・ハーヴェイの中立書については、イングランド、キューの公文書館の許可のもとに複写した。日本舞踊の踊り手の美しい写真は、東都医療大学の百渓英一教授の許可を得て複製した。カナダ精神衛生協会の人目をひくポスターは、カナダ、トロントの依存症・精神健康センターの記録保管所代表ジョン・コートから許可を得て複製した。母体年齢と蒙古症のグラフおよびアメリカの施設の「蒙古症の少年」の図版――ケイト・ブルソーの１９２８年の著書『蒙古症（*Mongolism*）』に掲載されたもの――の複製は、リッピンコット・ウィリアムズ・アンド・ウィルキンズから許諾を得た。第2章の一部は、アールズウッド白痴保護院のジョン・ラングドン・ダウン博士の在職期に焦点を当てた、私の前著論文の中の1章を利用している。私は、その本の章の一部分を修正したものを、本書に含める許可を与えてくれたオックスフォード大学出版局に感謝したい。

ダウン症の歴史に関する私の関心は、障害の歴史に引きつけられた多くの人々と同様、自分の家族の経験に由来している。私の妹、スーザンには、21トリソミー、すなわちダウン症があった。おそらく、ダウン症のある息子や娘、兄弟や姉妹を持つ者だけが、染色体異常をもつ家族の一員との生活の中で何度も入り混じり合う、誇りと悲しみ、喜びと後悔といった深い感情をよく理解することができるだろう。

そして、大人になると、多くの点で通常とはかけ離れている自らの家族史をふりかえるだけの、距離と成熟さを持ち合わせるだろう。あるいは、大人になれば、偶然に障害のある子どもの代弁者となった母親と父親が果たした役割について思い出すこともできるだろう。すなわち、親たちが差別という障壁に挑戦し、時間をかけてゆっくりと、差別から尊敬と統合《インクルージョン》へと導いていったことを。よって、本書は私にとって、孤独で抽象的な知的作業ではなく、学術的な関心と家族への回想が合致するなかで生まれた満足ゆく機会であった。それは、両親の愛と寛容に対する尊敬と賛辞の間接的なあかしでもある。私は、この知的で個人的な旅を遂行する機会を持てたことと、プロローグに身の上話を含むことに同意したスーザンに深く感謝する。この本をスーザンに捧げる。

私の家族である、妻のモナ、子どもたちのナオミ、ニーレッシュ（ネイル）、ゴピカに対して、私たち家族の物語の一編を知らせる喜びとこの挑戦に私は驚いている。この本の中に間違いが残っているとすれば、おそらく、それは睡眠不足によるものだろう。私は、子どもたちに、朝7時までベッドで寝ているように話したが、彼らは私の忠告に従ったことはなかったのだ。

２０１０年12月

デイヴィッド・ライト
ハミルトン、カナダ

ダウン症の歴史　＊　目次

第3章　猿　線　96

＊［　］内は原著の注、〔　〕内は訳者による注を示す。

プロローグ

1967年の秋、私はある医学実験を受けた。私の父はトロント大学で歯周病学を専攻する大学院生であり、年若い家族（私の母、6歳と5歳の2人の兄、それに私）とともに、当時、カナダ最大の都市モントリオールに次ぐ2番目の大都市であったトロントの北部地域、ベリオール街の借家に住んでいた。ほどなくして、トロント大学の遺伝学の教授が、父の4番目の子どもである、私の妹のスーザン（その年の8月に生まれた）が、「蒙古症（Mongolism）」――後に「ダウン症候群（Down Syndrome）」と呼ばれる疾患――と診断されたとの知らせを聞いた。教授は、近親者に「ダウン症」〔「ダウンの症候群」または「ダウン症候群」の通称。以後、特別な場合を除いて「ダウン症候群（Down's Syndrome / Down Syndrome）」を「ダウン症」と表記する〕の遺伝子マーカーがあるかどうかを調べるために、私の家族から血液サンプルを採取する許可を父に求めた。父は普段から、科学の名のもとに要求されることや、また人から支援を頼まれたことはなおさら断れない性格でもあり、教授の申し出を受け入れた。やがて、状況は悪い方に進んでいった。ある晩、教授の研究助手たちが、私と兄たちから「血液サンプル」を採取するために、わが家を訪れた。この訪問を事前に聞いていた母は、子どもたちの指先に注射して血液を採取すると想像していた。ところが、助手は、スーツケースを開け、血液を入れるガラス瓶を取りだしたのだ。兄たちは、その長い注射針を見ると泣き叫び始め、家中をわめきながら走り回った。助手たちは、兄2人を首尾よく追い詰め、2人から充分な血液を抜き取ると、今度は私の方を向いた。私は当時、まだ2歳だったので、彼らは私の腕から充分な血液を採取できなかった。そこで、彼らは、私の腹部に注射針を真っすぐに刺した（母はそれが鼠径部であったと記憶しているが、私はこれについては父の回想を信用する）。私たちは、この野蛮な科学研究からどんな調査結果が出たのか、またどのような論文が発表されたのかについて、研究者から知らされることはなかった。

私は、少年期の気まぐれな振る舞いを、以上のトラウマ的な出来事に結び付けることができればと思う。だが、本当のことを言えば、私は、その出来事について全く覚えていない。なにしろ、私はまだ2歳だったのだ。しかし、家族への「科学の侵入」は、1970年代を通じて続き、私の多くの幼年期の記憶の中で鮮明だ。私にはわずかな音声障害があったが、それが発育の遅れに関係しているのかについて調べるため、知能検査と音声言語質問調査を受けた記憶がある。また、2人の兄と後に生まれた弟と一緒に、地元の大学の異常心理学の授業で学生たちの前に立たされ、ダウン症のある子どものきょうだいは正常で、良く順応していることを証明させられた（私がそれを証明したのか否か定かではないが）。月日が経つにつれ、母は、家族を巻き込む研究行為は、研究者の出世の役に立っているだけだという見方を抱くようになった。そして、ついに、母は子どもたちのさらなる関与を拒絶した。母はただ、私たち（4人の男の子）が子どもらしくあり続けられるようにしてくれ、また妹を他の兄弟と同じように扱う視野――そこにはからかいや愛情、けんかも一杯あったし、彼女の福祉への責任感も大いに高まった――を与えてくれた。

回想すると、私は、ダウン症の歴史の中で当時最も論争を呼び起こしていた議論を無意識に目撃していた。妹が誕生したのはまだ羊水穿刺〔巻末の用語集を参照〕が広く一般化する前で、しかも母は当時33歳にすぎず、新しく始まった妊婦検診の手続きを勧められることはなかった。スーザンが生まれたとき、産科医と看護師は、互いに了解して目くばせした。主治医の小児科医は、「何か」がおかしい感じがすると簡単に述べたが、それから2日間、詳細には語ろうとしなかった。遺伝子検査の結果が病院の研究室からもたらされると、小児科医はその恐れ、つまりその子が「蒙古症」であることを確信した。彼は、私の母と父に、この赤ん坊を家に連れて行きたいかどうか淡々と質問した。「子どもたちと一緒に育てたいかという意味ですか?」と母が無表情に答えた。しかし、その医師の質問は異常とは言えない。当時、産科医が、「子どものために」や「他の子どもたちのために」、障害のある子どもの一早い施設入所を推薦することは稀ではなかった。教育専門家を自称する人々の間では、重い障害のある子どもの存在は他の子どもから感情の力を奪うため、ダウン症のある子どものきょうだいの社会心理的・発育的問題につながると考えられていた。スーザンがうまく歩くことができず、自分で食事をとれないことを医師が両親に知らせたことは、先見の明はないが、全くそつのないことであったろう。

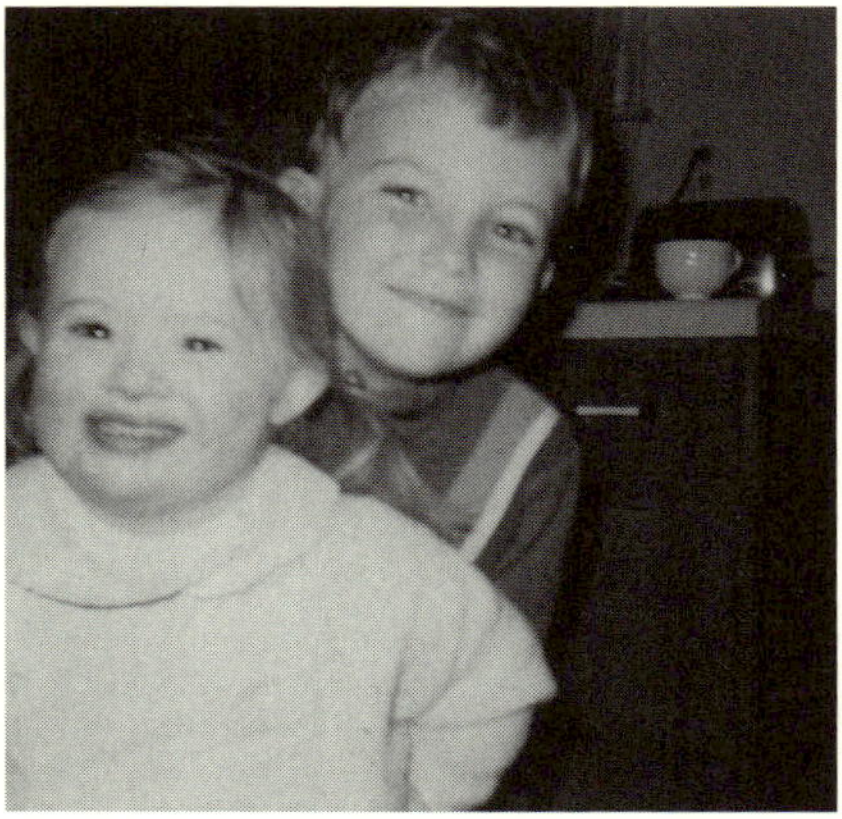

スーザン・ベル（旧姓ライト）と著者（デイヴィッド・ライト）。1971年［著者所有］

両親のその後の年月は、闘いに満ちていた。思い返すと、それは１９７０年代の反映だった。隣町の公立学校内にある幼稚園に娘を入園させようとした闘いに勝利した両親は、最後には、当時私たちが暮らしていたオンタリオ州の南西の中規模の町にあるセパレート・スクール〔宗教教育と少数派の言語を用いることを明確にした学校。公的な援助金で運営されている〕の系列校に彼女を入学させることにさえ成功した。また、両親は、10代の娘が民間企業で働けるよう雇用者を説得した。実際、妹の夢は、地元のマクドナルドの心やさしい店長によって実現可能になった。地元のコミュニティ・カレッジ〔2年制の州立大学。職業訓練コースが主流だが、4年制のユニバーシティ・カレッジに編入するコースもある〕とも、読み方を学ぶコースに娘を登録させるべく闘ったが、大学は、コースは彼女の「タイプ」には適さないし、彼女の存在が他の学生を戸惑わせると主張した。こうした長い年月をへて、スーザンは、文字通り、かつ比喩的な意味でも、１９７０年代のノーマライゼーション運動のシンボルになった。スペシャル・オリンピックスの広告に登場し、オンタリオ州知事と友好関係を築き、カナダの首相にまで会見した。彼女が人懐っこくおおらかに人と接する様子は、地域の人々を魅了し、彼女は地方銀行やバスを使うことも、またボーリング場へ行くこともできるようになった。

しかし、子ども時代は、成人期よりもダウン症の障害や障壁を乗り越えやすいという点で、比較的楽な時期であった。兄の真似をしたいというスーザンの欲望、すなわち、車を運転したり、大学に行ったり、デートしたりしたいという望みは、長い間、年齢のために延期されていた。だが、年頃になると、両親は彼女の思いを満たすため、革新的な方法を見出した。彼女は、アパートに一室を借り、両親と、「精神遅滞者協会」という団体の乏しい財源から支援を受けて生活を始めたのである。40年以上も施設入所していた男性との結婚は、彼女の人生の中で最も驚くべき出来事であった。私は、公的な記録について知らないが、彼女がカナダで結婚した最初のダウン症のある女性であったとしても、少しも驚かないであろう。以上の勝利は、より重要なソーシャル・インクルージョンに向けて、障壁を壊すために私の両親や地域の精神遅滞者協会の人々が行った、長きにわたる闘いの結果であった。またより個人的なレベルでは、それらの勝利は、スーザンの願望と、彼女の福祉と安全に対する私たち自身の懸念、さらに時に自立生活で直面する過酷な現実との間で絶え間なく熟考し、交渉し、妥協してきたことの表れでもあった。

このように、スーザンと、ダウン症のある多くの彼女の友人の中で私が成長したことは、私の生涯に、わずかだがしっかりとした影響を与えてくれた。私は、モントリオールのマギル大学で歴史学を学んでいた当時、地元の「精神遅滞者」施設で働くために毎夏、家に帰った。この施設は、１９８０年代半ばまで、縮小化の過程にあった。なぜなら、州政策が、よりたくさんの子どもを施設から「地域」に移行させようとしていたからだ。私は研究を、深刻な自傷行為（頭部強打や目のえぐり出しなど）のためにその多くが生活の危機に直面している子どもの専門的治療を行う、この施設の行動ユニット（とオンタリオ州全域の同類の施設）で実施していた。私は、興味深い領域に夢中になり、深く感謝しつつ、夏の終わりにモントリオールに戻った。そこで目撃した場面の多くは、私の感情に衝撃を与えた。「コミュニティでのケア」という理想的な政策と、当時やそれ以降も正式な施設の外側にみられがちな財源の欠如という現実とが乖離しているのと同様に、障害のある若者たちが妹のように一般社会の中で生活することと、重い精神障害や自傷行為のある若者たちには継続的な施設入所が必要であることの対比は鮮明であり、はっとさせられる。

スーザンは、40代の大人として、夫とともに、支援者が「支援を受けながら自立して生きる」うえでの手配と呼ぶもの——現実には、慎ましやかな寝室2部屋のアパート一室——の中で生活を続けている。家族からの支援と地域の福祉局からの継続的な援助などを得て、彼らの生活の場は、能力を補完し合える、素晴らしい、愛すべき所となっている。彼らは、仕事（「授産所」と呼ばれるサークルもある）や、ボーリングや、教会の案内係をしたり、レスリングのビデオを観たり、スイス・シャレーでの月に一度の食事をしたりして暮らしている。スーザンは、読み方を一度も学ばなかったが、驚くべき社会的スキルで夫とともに有名になり、また隣人たちから賞賛された。地元の薬局や食料品店の店員たちは、底知れぬ寛大さで、妹と夫の自立的で威厳を持った生活を送りたいとの願いに無限の支援を示した。

スーザンは、多くの様々な能力と、人を引きつける性格をもつユニークな人だ。症状に焦点を当てる前に、その人の能力や性格と常に向き合うべきだという、障害のある人々の支援者たちの主張はもっともだ。だが、彼女は、よく知られた染色体異常をもち、それは彼女が生涯を通じて肉体的・精神的に立ち向かわねばならないものである。染色体は通常、23組（全部で46本）から成っている。その半分は母親から、半分は父親からもたらされる。現代の遺伝学は、20世紀後半において、１０００の染色体異常を認めたが、その最もありふれたものが21番染色体が1本多いものである。この3本の21番染色体、または遺伝学用語で「21トリソミー」の発生率は、母体年齢の上昇によって高まるが、８００人の赤ん坊のうち約1人の割合で発生している。ダウン症には三つのタイプがある。一つ目は、スーザンと同じ標準的なトリソミーであり、全ダウン症の95%を占める。他の二つは、転座型とモザイク現象である。転座型とは、21番目の染色体の「長腕（Long Arm）」〔染色体どうしが接着している部分を挟んで長い方の部分〕が、別の染色体の「長腕」に付着している状態を言う。片方の親が転座染色体を保因していても、ダウン症の表現型の特徴を何ら持ち合わせていない。ある子どもが、それぞれの親から、2本の典型的な21番染色体に加えて転座した21番染色体を受け取れば、その子どもは、21番染色体の長腕のコピーを三つ持つことになる。これはダウン症の表現型にとって充分だ。さらに、親が転座染色体を保因していなくても、減数分裂の際に卵細胞または精細胞が形成される間に、転座染色体が起こることも頻繁にある。モザイク現象は、ダウン症の中で頻繁に発生するものではない。それは、細胞の一部にトリソミーが生じるような胎生期の成長の失敗が原因となって「モザイク」型を表す。モザイク細胞型を保有する人は、明白なダウン症の特徴を示さない。

ダウン症の中で最も見られる特徴は、知能発達の障害である。それは、「発達遅滞（retarded development)」から「発達障害（developmental handicap）」、最近では、「知的障害（intellectual disability）」（用語集を参照）まで、様々な方法で歴史的に言及されてきた。支援者がまごつくのは、ダウン症のある子どもと大人の知能はかなり多様であるにもかかわらず、社会が知的障害を普遍化したいと望むことだ。たとえば、ダウン症のある人は、名前、場所、道筋の記憶など、記憶力はとても優れているだろうが、高度な数学的概念（掛け算や割り算）は習得できないであろう。認知の限界に加え、ダウン症に関連し、遺伝的症状と結び付いて起こりうる合併症が数多くある。たとえば、ダウン症のある乳幼児の約50％には、先天性心疾患（ダウン症のある乳幼児の3分の1に先天性の房室中隔欠損がある）があり、僧帽弁または大動脈弁閉鎖不全のような心臓の発達上の問題がある。多くの人が、人生の早い時期に救命手術（あるいは複数の手術）を必要とする。ダウン症と関連付けられる他の重大な合併症状には、肥満、皮膚疾患併発、耳感染症、睡眠時無呼吸、甲状腺異常、消化器疾患の問題がある。高齢になるにつれ、認知機能低下が起こり、アルツハイマー病のような若年性認知症が、50代を迎えたダウン症のある大人によくみられる。

　だが、ダウン症を即座に認識させるものは、１８６６年のジョン・ラングドン・ダウンの記述の目玉であった、染色体異常を示す一連の身体的特徴である。ダウンは、白痴保護院に収容されている者の中の一集団に、ある共通する顔の特徴を見出した。それは非常に特異なことであり、ダウンは彼らが「同じ家族から生まれた」のではないかと推量した。ダウンは、側面に広がった丸い頬を観察した。ダウンの画期的な論文によれば、彼らの目は「斜めを向いており、内眼角［目頭のこと］の間が通常よりも離れて」いた。彼は、「目尻のつり上がりと両目の目頭を覆う部分にある皮膚のひだ[1]」に特に注目し、それは東アジア人と人種的な関連があるという仮定に至った。実際、この時代から次の時代にかけて、この皮膚のひだは、「蒙古ひだ（Mongoloid eye fold）」として西洋医学界に普及した。1924年には、ケンブリッジ大学の医学生であったトマス・ブラッシュフィールドが、以後「ブラッシュフィールド斑（Brushfield spots）」としてよく知られるようになる、眼球の虹彩の中の丸いしみを認めた。彼と同時代の研究者が観察したその他の顔の特質は、「長くて厚い、ざらざらした」舌と平べったい鼻であった。「蒙古症」として知られた症状に初期に関心をもった医師は、これはある顔の特徴が他の子どもにも見られるという症状であるが、それは一連の症状の兆候によって容易に識別できる症候群であると認識した。すなわち、1876年にミッチェルが、たいていの「蒙古症の」子どもは背丈が小さいことを、1896年に、テルフォード・スミスが、指が短く指先が内側に曲がっていること（テルフォード・スミスの兆候と呼ばれることもある）を、レジナルド・ラングドン＝ダウン（ジョン・ラングドン・ダウンの息子）は1908年に、手のひらを横断する1本のしわ（猿線）があることを強調した。実際、1866年のダウンの記述から1958年のジェローム・ルジューヌの染色体トリソミーの発見までの期間は、症状に関連付けた身体的異常の医学症例研究で満ちあふれていた。この分類過程は、結果的にダウン症の病因として二つの推測を生じさせる。

各章の中で述べるように、病気、障害、症状に名前を付けることは、重要な文化的問題と数多くの論争をもたらす。ダウン症の歴史に関わる主要な人々の多くは、それをどう呼ぶのかについて同意できなかった。イングランドのアールズウッド白痴保護院の院長、ジョン・ラングドン・ダウンが、「蒙古症」という言葉を創り出したのは、その名称で表される人々のもつ身体的特徴に彼が認めた共通性と、先祖返り（人類の一つの種から別の種への逆戻り）への人類学的関心からであった。しかし、当時でさえ、この名称の科学的根拠は、論争の的となり、即座に拒絶された。多くの人々は、この症状が東アジアの蒙古人と関連があると信じてはいなかった。だが、その名称は数世代にわたり使用され続けた。その後、イギリスの数学者で精神科医のライオネル・ペンローズは、それは「先天的先端矮小症（Congenital Acromicria）」（四肢が異常に小さいという障害）と一括りにして呼ぶべきだと提案した。また、フランスの細胞遺伝学者ジェローム・ルジューヌが「21トリソミー（trisomy 21）」を発見すると、フランス人は、この先駆的科学者を国民として支持するためもあって、この言葉を喜んで使用した。一方、他の国々ではほとんど知られていなかったが、ロシアと日本では「ラングドン・ダウンの病（Langdon Down's disease）」の同義語が、医学界ですでに数十年間も使用されていた。その後、世界保健機関（WHO）からの支持も受け、西洋諸国が「蒙古症」を取り下げ、「ダウンの症候群（Down's Syndrome）」を採用すると、その2、3年後には、病気と障害の命名に関わっているアメリカの科学者が、その所有格［'s］を外し「ダウン症候群（Down Syndrome）」に簡略化すべきだと主張した。もっとも当時、「ダウン症候群（Down Syndrome）」（あるいは各言語でそれに等しいもの）が、一番広く使われていた言葉であった。「ダウンの症候群（Down's Syndrome）」（所有形）はイギリスと少数の連邦諸国で使い続けられており、フランスと2、3のフランス語圏の地域は「21トリソミー（trisomie 21）」を好んでいた。

モントリオールのマギル大学で学生生活を始めた頃の私は（1958年にそこで21トリソミーに関する

ジェローム・ルジューヌの最初の公開講座が開かれたことを、私はこの本を書くまで知らなかった)、精神病院の歴史像に関心を抱いていた。当時の論文の多くが、狂気や精神病の歴史研究に向かいつつあった。だが、「精神遅滞」の歴史について学問的成果がある研究者は、皆無に等しかった。私は、ダウン自身に関する博士論文を書くことを決意し、20年後にオックスフォード大学にやって来た。しかし、彼の日記と手紙は、アールズウッド白痴保護院についての興味深い情報源となる史料と一緒にまとめられてはいたが、不充分な量であった。そこで、私は、施設収容の社会史へと研究の方向性を変更した。それ以来、ダウンに関する数少ない文献は、「精神遅滞」と呼ばれた人々の歴史として世に出た。それは、医学史に、そして障害史の誕生に重要な貢献をした(文献紹介を参照)。

本書の各章は、近世から現在までのダウン症の歴史を考察している。第1章は、家族や親族によるケアのネットワークが崩壊した時代に、法的関心事として焦点を集めた「白痴(idiots)」の誕生の考察、すなわち、ダウン症の前史である。第1章では、13世紀の昔、自分の行いを管理できない者と国(イングランドの文脈では国王)との関係を定義する重要な慣習法判例が存在していたことを提示する。後見は、近代以前からあった古い概念であり、最後の手段として使用される傾向にあった。啓蒙主義が広まって以降、初めて医師は「白痴」という状態に注意を払い始めた。哲学者で内科医のジョン・ロックの書物は、教育についての急進的で新しい見方を示した。啓蒙主義によって、奴隷制の廃止から刑罰方式の改善まで、改良運動に向けた知的環境が作り出されたのである。その結果、様々な身体的・精神的障害を有する人々(多くは子ども)のための特殊な寄宿施設が、数多く開設された。19世紀半ばまで、「白痴保護院（idiot asylum）」が西洋諸国で設立され、医師が一連の医学的症状に注意を向け始めた。これらの施設が、精神障害を分類するための科学的実験場の役割を果たす場合もあった。

第2章では、研究上の活躍から100年をへて、公的にその名を症名にとどめる第一人者、ジョン・ラングドン・ダウンを紹介する。すなわち、イングランド最初の「白痴保護院」であるサリー州のイングランド白痴保護院（アールズウッド）の文脈の中でダウンを考察する。ダウンは、この施設で、白痴の「人種的」分類を最初に行い、「蒙古症」という後に一般的となる医学用語を生んだ。ダウンの人種的または民族的分類を、ヴィクトリア時代中期の人類学上の議論、すなわち南北戦争の10年間に関連して、その大部分が奴隷制廃止論争に活気づけられて湧きたった知的交流の中でとらえたい。人種的な分類体系についてのダウンの記述は、実際の観察、科学的調査、人類学理論、さらに哲学的思索が複雑に混ざり合ったものであった。さらに第2章では、異常人相学と精神的欠陥とを結び付け、医学調査の領域で知的障害を捉えようとした試みについても述べる。次世代の医学者は、症状の原因を、肺病（結核）、飲酒癖（アルコール中毒）、梅毒などの当時の医学の関心事に結び付けようとした。他の「白痴保護院」の院長は蒙古症が患者の10%にすぎないと主張したが、ダウン症は、小児科学、産科学、精神医学という新たな領域で、知的障害と（当時は未知の）先天的な病気の進行との関係の具体的事例として重視されていた。

ダウンは、その後アールズウッドを離れ、ロンドン市郊外のハンプトン・ウィックに私立施設を設立した。ノーマンズフィールドと名付けられたその施設で、妻メアリと息子たち、レジナルドとパーシヴァルは、父ダウンが1896年に亡くなった後も、長い期間にわたってこの領域で著名であり続けた。特に、レジナルドは、父が行った科学研究と蒙古症の本質への哲学的考察を継続した。そして、手のひらを横切る1本のしわ――猿線（Simian Crease）――を発見した人こそ、レジナルドであった。その発見で、彼と同時代の研究者は、その症状が遺伝的なものであるとの見込みを抱いた。だが、父ダウンが自らの発見を公表したヴィクトリア朝時代の楽観主義は、エドワード朝時代の不安に屈してしまう。当時、知識人たちは、民族退化という思想から国家的な優生学運動を巻き起こした社会ダーウィニズムにのみ込まれていったのだ。進行中であった蒙古症の医学研究は、知的発展の決定には遺伝が環境よりも重要だとする立場のもとで実施されるようになった。優生学者は「精神薄弱者（the feeble-minded）」と呼ばれる、社会的にあやふやな人々を攻撃した。優生学者は、「精神薄弱者」が一般社会の福祉に危険をもたらすと信じていたのだ。施設収容、断種、「安楽死」（絶滅）による解決は、施設に収容された知的障害者に重大な結果をもたらした。第3章ではこうしたダウン症の歴史の暗黒期を概観する。

猿線は、ダウン症の存在にもう一つの考察、すなわち染色体異常へのヒントを与えた。戦間期、ブレイヤーとペンローズはあれこれと推測したが、遺伝学という科学、そしてヒト染色体の可視化は、1920～30年代という昔には、こうした仮説について確認したり反証したりするほど充分に進歩していなかった。科学者が染色体の数を正確に予測し、異常な形態を調べることが可能になったのは、1940年代後半から1950年代に、細胞学（細胞の研究）が大きく前進してからであった。第4章では、核型分析の開始――ヒト染色体の図式化――と、ジェローム・ルジューヌをリーダーとするフランス科学チームによる「余分な21番染色体」の発見について述べ、ダウン症の歴史における遺伝学の時代を描きたい。ルジューヌの発見は、障害の再概念化につながり、英語圏では、蒙古症からダウン症候群へ、フランス語圏では21トリソミーへと、名称の変更をもたらした。同時に、21トリソミーの発見は、出生前スクリーニングの誕生と一致する。出生前スクリーニングは、１９７０年代初頭以後、ダウン症のある胎児の中絶を一般に普及させた。

非常に重要な医学の進歩が、変化する社会的・政治的文脈の中で生じた。第5章では、施設でのケアから地域におけるケアへの、ゆっくりとした移行について詳しく述べる。親の会は、ノーマライゼーションとして知られた運動の中で重要な役割を果たし、長期滞在の「精神遅滞者（the mentally retarded）」施設は、地域に基盤を置く生活環境の拡大に屈した。障害のある人々の権利——救命医療を求める権利から普通学校で教育を受ける権利まで——をめぐる多くの闘いが法廷で争われ、市民権が障害のある人々に拡大された。ダウン症の人々はしだいに表に出て行き、コミュニティや地域の学校やテレビで見られるようになった。20世紀の終わりには、ダウン症のある人々と、彼らをめぐる倫理的な討論は社会の中へ溶け込んでいった。

結局のところ、遺伝的疾患の歴史を研究することは、医学史と障害史の最も根源的な問題を考察することだ。ダウン症は、遺伝子異常であり、生きた経験であり、またこの症状を枠付けた社会により考察されてきたものである。障害に名前を付けることこそが、そのひと個人を見えにくくさせ、かつ実際に、最も悪いことには、その人自身の自己意識と行動に影響を与える。このようななかで、個人が医学的症状の強力な影の中に消え去ることは危険なことである。歴史上、時に病気の名前は、ある歴史家の洞察に満ちた結論を借りれば、「個人的経験を覆い隠す比喩的な意味」(2)を持つことがあるだろう。本書では、このリスクを避けるために、ダウン症の医学史と社会史の両方を探究する。ダウン症の発見に関する興味深い科学史を吟味しつつ、その中で研究対象者たちは常に、私の妹のように、遺伝情報を受け継ぎつつも、それを超越したユニークな人々であり続けたという事実を強く示したい。

第1章　哲学者がみた白痴

ウィリアム・ハーヴェイは、医学史の中で影響力の強い人物である。ハーヴェイは、女王エリザベス1世の統治下に生まれ、パドヴァ大学とケンブリッジ大学で医学を学んで卒業した。ロンドンで2年間の実習を積んだ後、王立内科医協会に入会、1607年に特別研究員になり、聖バーソロミュー病院の医長になった。イングランド医学界トップへの出世は、1618年に国王ジェームズ1世と、さらにその後、1625年に王位を継承したチャールズ1世の特命医師への任命を受けたことで頂点に達した。彼は、1628年に『生命体の心臓の動きと血液についての解剖学上の調査（*Exercitatio Anatomica de Motu Cordis et Sanguinis in Animalibus*）』のタイトルで出版された優れた著書により名声を得た。よく知られているように、この研究は、血液循環に関して包括的な説明をした最初のものと考えられており、近代生理学の形成を促したと言えよう。だが、本書におけるハーヴェイの重要性は、17世紀医学界でエリート的立場にあったことや、生理学的知識に貢献したことや、あるいは最も有名かつ論争の的である二人のスチュアート朝国王に医学的治療を施していたこととは、ほとんど関係がない。本書で彼が重要な点は、もっと身近な、彼の家族のことにある。１６３７年、ハーヴェイは、妹の息子、ウィリアム・フォークの精神的無能力の裁定を求めてイングランド後見・財産譲渡裁判所（English Court of Wards and Liveries）に申し立てを行った。甥の保護を求めるハーヴェイの申し立ては認められ、フォークはイングランド裁判所から「白痴」であると公的に宣告された。

ウィリアム・ハーヴェイの申し立ては、16世紀半ば以降の「後見・財産譲渡裁判所」（とその後継機関）に申請された何百もの事例の一つにすぎなかった。ハーヴェイの件は、蒙古症、ダウン症、さらに21トリソミーの明確な定義付けの起源となった「白痴」という概念を知る手がかりとして有効だ。ウィリアムの妹エイミーとその夫ジョージはともに死亡し、二人の子ども――娘（申し立てでは名前は不明）と「白痴」の息子――は、ハーヴェイの監督下にあった。弟をケアする責任をもっていた娘は、「遅い結婚」をした。そのためハーヴェイは、ひとり身になった甥の法的な後見を求めたのである。裁判所の同意のもと、後見人は、彼に「生活に必要な」保護を提供し、国王に収入の超過分を支払わねばならなくなった。国王の認可を求めることで、ハーヴェイは、西洋世界でそれまで非公式に行われていたにちがいないことを法的に有効にした。つまり、彼が行ったのは、親族が必要な行為を遂行できる精神的な能力を欠く場合、それに応じて、家族の関係とその責任を調整することであった。(1)

この第1章では、近世ヨーロッパ世界における知的障害のある人々の状況を確認し、提示し、さら

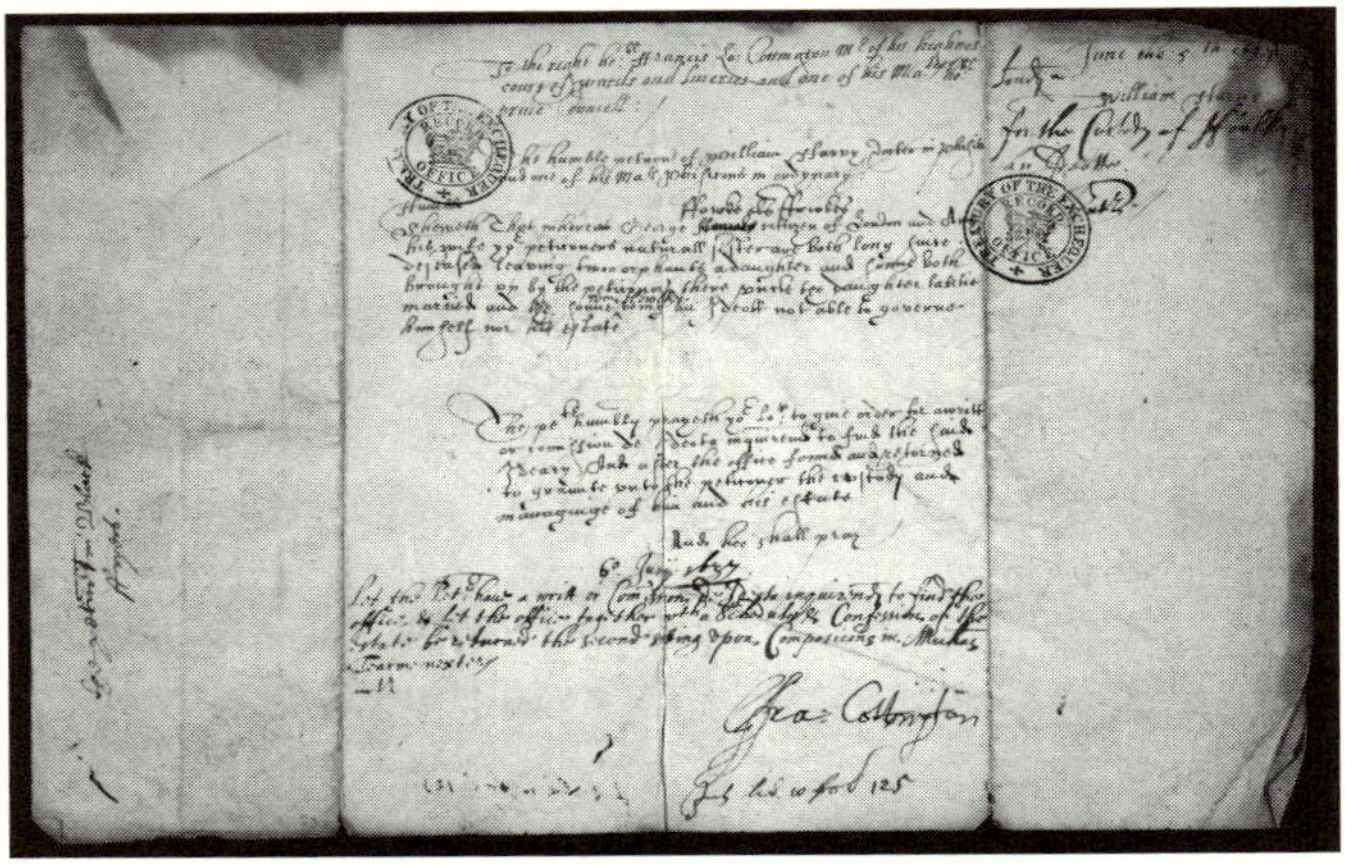

ウィリアム・ハーヴェイの申立書。1637年［The National Archives］

に思索することでそれらの遺物をたどりたい。まずは、近世イングランドと植民地アメリカで、後見規定と極貧者への救済措置に対して、国が介入を渋っていたという実状を探究することから始めようと思う。そして、法的に「白痴」として知られた人々への一般的な関心が、家族に関するものから哲学的なものへと変容していった過程を示そう。イングランド人ジョン・ロックからフランス人ジャン・エチエンヌ・エスキロルまで、啓蒙主義の哲学者や内科医は、意識の本質と市民権についての中心的疑問を融合するうえで、知的障害の重要性に気がついた。この章の結末では、19世紀の「白痴」児保護院の開設に最もはっきりと表れている、「白痴」児の教育と治療への内科医の関心の高まりを検証したい。これらヴィクトリア朝時代の保護院は、蒙古症を他と区別できる一つの病と認識し、それを明確にする施設環境を作り出した。なお、本章とその後の章で使用されている言葉の多くは、今では時代遅れであり差別的な言葉である。だが、これらの言葉は歴史的に使用されてきたものであり、本書でこれらの言葉を使用することは、知的障害への過去の対応を理解するために必要である。決して差別を助長する目的でこれらの言葉を使うのではない。

国王大権

ダウン症が明確化されたのは、業務遂行能力をもたない人々の法的・宗教的・医学的な立場について数世紀にわたり熟考された後のことである。13世紀に遡るイングランドの法律では、特別な関心が寄せられた二つの集団――白痴と狂人――を定義した。白痴という言葉は、ギリシャ語の「イディオテス(idiotes)」に由来している。イディオテスを大雑把に訳すと、教養のある人々が行う行為に無知な人を意味する「俗人」となる。白痴は、ラテン語と古英語では、社会から心理的に、または肉体的に離れた「私的な人間」である者を意味した。それは、「天然の馬鹿(natural fool)」――「天然(natural)」は「生まれながら」を意味する――という言葉とほとんど同意義で使用されることも多かった。13世紀イングランドの法廷文書である「国王大権(Prerogative Regis)」は、「天然の馬鹿」と狂人を「意識清明期の経験も有する精神異常の者(non compos mentis, sicut quidam sunt per lucida intervalla)」と定めた。「天然の馬鹿」の場合、国王に財産所有の権利があり、財産は個人の死後、相続人に譲渡された。大権の第11条(1255年から1290年の間に策定された)は、次のように明らかにしている。

国王は天然の馬鹿の土地の管理権を有する。……国王は、無駄なく利益をあげ、天然の馬鹿の必需品を入手し、彼らの死後、適切な相続人に土地を返さなければならない。……国王は、記憶と知力を以前は有した者がもはや正気でなくなったとき——意識清明期の合間の状態の場合——、以下のことに責任を負う。その土地と家屋は無駄なく、また破壊されることなく安全に管理されること。彼らとその家族が利潤により生活し、支えられること。彼らが所持を放棄したものは、彼らが記憶を回復したときには使用できるよう、適切に管理されること。(2)

この中世法の第11条では、(3)白痴を、出生時に生じるほぼ永続的な状態と特徴づけている。反対に、狂気は、一時的な可能性もある状態と定義した。つまり、狂気は、成人期に発症し、後の時期に意識清明期に戻ることもありうるという意味を含んでいる。そして、個々人の財産の適切な管理を確実にするために、これらの区別が成文化された。白痴と狂人の場合には、君主は両者の土地に対する権利(国王大権)を要求した。白痴の場合、君主は、白痴である者の土地を保持し、その当人に提供するために設けられた基金を運用し、当人の死後、相続人に土地を返却した。狂人の場合、君主は、狂人である者の土地を保持し、狂人と家族をケアするために利益を使用する権利をもった。狂人が正気に戻ったとき、君主は、土地とすべての財産を当人に返さなくてはならなかった。

慣習法は、白痴を国王が注意すべき社会問題であると分類することで、その後の数世紀にわたる臣下に対する国王の権利と責任を高めた。だが、これら理論上の権力が、どのように実行されたのだろうか。

現存する史料によると、国王は、契約した個人（通常、その個人の親族）に、財産管理と、白痴とその家族の保護をしっかりと実施するように委ねていた。保護人の決定にあたっては、「親族の中で最も近く、宗教心があり、一家の離散なく、一家に病気の者なく、強欲な者なく、継母なく、一家を良く統率している者」(4)がふさわしいとみなされたように、裁判所は男子親族を好んだ。だが、単に富裕で有力な者（ハーヴェイのような人物）が、保護者として好まれたのではない。後見人・財産譲渡裁判所の文書館には、熟練貿易商や商人、さらには寡婦のような、社会的にやや低い階層の個人が財産管理を行っていたことを記述した書類がある。また、裁判員は、単純な規定により白痴の裁定を下していた。イングランドの教会法律家で学者であったヘンリ・スウィンバーンの残した法的文書は２００年の間、家族法の標準的な参考資料であった。彼は、「遺言と遺書に関する小論（*A brief treatise of Testaments and last Wills*）」（１５９０年）で次のように要約している。「白痴、または天然の馬鹿とは、法的な年齢に達したにもかかわらず、知恵がなく、20まで数字を数えられず、何歳であるのかを言えず、父親が誰であるのかが分からない者である」(5)。精神的能力を調べる簡単なテストが16世紀から17世紀に（様々な方法で）繰り返されるなかで、天然の馬鹿という言葉は、法的な文書の中で白痴という言葉に徐々に置き換えられていった。

それと同じ時代、財産の管理と譲渡に関する法的な取り組みと並行して、犯罪責任という概念の改良と分類が進行していた。ヘンリー・ブラクトンが13世紀半ばに記した『イングランドの法律と慣習について（*On the Laws and Customs of England*）』によれば、精神に障害のある人（子どもを含む）は、善と悪の区別がつかないとの理由で刑事訴追を免除されていた。彼は、「犯罪は行われていない。害すべき意図がないからだ。犯罪とは、邪悪なことを行う意志と目的からなる」[(6)]と断言した。白痴と狂人は、自らの行動と行動の結果を判断する能力に欠けるというこの信念は、東ローマ帝国のユスティニアヌス帝が6世紀に出した『学説彙纂（*Digest*）』に遡り、マシュー・ヘイル卿の17世紀の著作の中で再び主張されるまで、数世紀にわたり支配的であった。１７３６年に遺作として出版された、ヘイルの『刑事訴訟の歴史（*History of the Pleas of the Crown*）』の第4章では、知的障害のある人々について述べられている。ヘイルは白痴を「出産による馬鹿（fatuitas a nativitate）」「先天的な愚か者（dementia naturalis）」「一過性の痴呆（dementia accidentalis）」の三つのタイプに分類した。その時代には、そのような事例に裁決を下した裁判例が散見される。１６８５年、ロンドン、ステップニー教区のフランス・ティムズの事例は以下のとおりであった。

先の3月3日、トマス・ミドルトンから銀杯を盗んだことで（ロンドン中央刑事裁判所にて）告発された件。証拠によれば、被告人はミドルトンの邸宅に間借りしており、ミドルトンの妻が銀杯がないことに気づき、被告人に杯の行方を知っているか否かを尋問したところ、彼は、それを盗んで20シリングで売り払ったと自白した。だが、被告人はほぼ馬鹿も同然であるとみなされ、無罪放免された。[(7)]

生まれながらの聾唖者もまた、法律やその罪を充分に理解していないと考えられており、法律で白痴と同じように処遇されていた。

ヘイルにとって、善と悪を区別する能力は重要な決断力であった。すなわち、白痴と狂人の双方は、（14歳未満の子どもと同様に）犯罪の意志を形成することができない。ヘイルは、これらの個人が犯罪懲罰から除外されるべきだと結論付けた。「理性的行為を全く奪われているのなら、彼らは通常、死刑罪に相当しない。なぜなら、彼らは理性的行いをすることができず、その行いを理解できず、理性的な生物ではない行動をするからだ。彼らの行動は、事実上、獣の状態にある」(8)。軽い事件は、家族によって裁判沙汰にしないで解決されていたが、より深刻な重罪が犯された場合は、法廷制度を通じて解決された。しかし、精神に障害のある人が有罪と宣告されることはめったになく、罪を犯した人の精神に異常がある場合、通常は釈放されて家族のもとに返される。まれに監禁されることもあった。犯罪により起訴された白痴には特にこのような処分が行われていた。ある歴史家が結論付けているように、「陪審員は、白痴の証拠を精神病（狂気）よりも信頼できると考えた。なぜなら、陪審員は、被告人が狂人であることよりも、本当に白痴であることを立証する方がより簡単である、と信じていたからであった」(9)。白痴の人を無罪放免にするために、専門家は通常、彼らの身体的・精神的状態が充分に罰を受けていること、やや詩的な言い回しをすれば、彼らの「運命が不幸」であるということに同意したのだ。

18世紀になると、公的な精神能力の調査、すなわち審問（スペインなどの地域における宗教裁判とは異なる）が行われ始めた。国王大権の下で公の集会が設置され、地方役人がそれを運営した。地方役人は通常、民間人からの申立書に応じ、疑いのある人物の精神状態に関する証拠を審理するために、地域の

「品位のある人々」を陪審員として招集した。陪審員は、その人物の症状の期間、精神障害の程度、そして相続人が誰かといったことから、その人物が狂人かあるいは白痴であるかを決定する任務を受け持った。（上述したような人々の）無能力を調べる基本検査が世間一般的に使用されていて、他人からの証言のもとに、自分のすべきことを行う能力があるか否かが判断された。近世に誕生した白痴審問委員会は、イギリスとニューイングランドで異なる形で19世紀まで存続した。これらの審問に関する歴史研究では、世間一般に知られている精神医療史とは異なり、地域社会が悪魔学的な原因よりも身体的・環境的な原因を強調したことが明らかにされている。熟練した医師からの証言が、19世紀半ば以前のこれらの審問で、少しだが利用され始めていたのである。

後見を求める申し立てと白痴審問は定義上、注意すべき財産を所有する人々に影響を及ぼした。反対に、知的障害のある貧しい人々は、国の異なる分野の管理下に置かれた。白痴（痴愚（imbeciles）と呼ばれた人もあった。精神の障害の程度がやや軽い人に使用された言葉）とわかる人が、近世イングランドの福祉名簿に登場する。エリザベス1世（1553-1603）が制定した救貧法の下、イングランドとウェールズの1万以上の教区がそれぞれ、極貧者を救済する責任を負った。各教区の救貧監督官は、地域の貧しい病人や障害者を支援したり、健常者の貧者や孤児に仕事を与えたり、奉公先を見つけたりする任務を担っていた。監督官は、課税額（地方税）の査定によって貧者たちの税を免除した。また救済官を雇い、貧者たちの少額の現金支払い、食料、衣服、まれに医療や救護ケアの費用を分配する責任を負わせた。断片的な歴史的資料からの研究では、教区の権限は、通常の家族によるケアがうまく回らなくなったときに介入したと結論付けられている。19世紀の白痴保護院の設立以前、知的障害のある人々を対象とした「専門家」が存在しない一方で、「救貧院や感化院にはこれら施設で彼らを処遇することを任された監督官や看守、付添人が数多くいた」[10]。白痴と「無邪気な人（innocents）」──後者は、当時、先天的な知的障害を指すために普及した婉曲語句──の保護の取り決めは、しばしば応急措置で一時的であり、個々の家族の環境の変化と教区の財政状態に大きく依存していた。教区の仲裁による取り決めは、最も基礎的なものであり、それには衣服や支払い、里子（親族や非親族が被扶養者のケアのための費用を出す、近世の里親制度の一種）に関する取り決めが含まれた。たとえば、ドロシー・ベイリーは１６60年から1年間、ロンドンのホルボーン教区、セント・セパルキュアの救貧監督官と契約し、病気のアン・ギブスと白痴のアン・トゥイードル、盲目のエリザベス・ケスターソンのケアを5週間にわたって行った[11]。他の例では、18世紀の教区記録によると、ウッドフォード・エセックスのマシュー・フィンクルは、「白痴の息子の扶養のために、彼の世話に適した者を雇用する条件で」２シリング６ペンスを与えられている[12]。

もちろん、救貧法の記録は、貧困の白痴の子どもがどの程度、近世のヨーロッパの田舎や路上に遺棄され、放浪していたのかについて書き記していない。「村の白痴（village idiot）」が文学の中に登場するようになったのはその数世紀後であるが、このステレオタイプなイメージ──知的障害のある者のもつ、公然とさまよう自由といったもの──が妥当かどうかを、非常に少ない歴史的証拠から証明することは難しいだろう。白痴と呼ばれた者たちが田舎や町の中を自由にさまよう、日常のありふれた光景を描写した事例は数少ない。一例としては、ジェイミ・ダフの事例がある。彼は、18世紀末のスコットランド人風刺画家ジョン・ケイの嘲りの対象となった。ジェイミは、ケイが生きていた時代に「エディンバラの通りで人目を引いた貧しい馬鹿」であった。彼は、極貧の寡婦の母親の監督を受けずに放浪しているものと思われた。ケイによるジェイミの描写からは、彼がダウン症であることが示唆される。だが、その真偽は、後世の人びとには知るすべもない。ジェイミ・ダフは1788年に死亡した[13]。

救貧法原理の多くが、移民の第一世代とともに大西洋を越えて植民地アメリカに渡り、そこで清教徒主義（ピューリタニズム）の要請と移民社会の切迫した事情によって形づくられた。たとえば、マサチューセッツ州の「白痴と狂人の救済法（Act for the Relief of Idiots and Distracted Persons）」（1694年）は、世話をできる者がいない極貧者を支援するための法令であった。植民者たちは、当時の法的定義を借用し、白痴を決定する手引き（スウィンバーンと同じ）として次のものを使用した。「生まれたときから白痴と称される者は、次のような者である。20ペンスまで数えることができない者、父親や母親が誰であるのか言えない者、自分が何歳であるのかを言えない者など。そうした者は、理性の理解に乏しく、何が得になり何が損になるのかが分からないように思われる」[14]。イングランドの教区の事例以上に住民が流動的であった状況で、地域の救貧委員は、一時的な、あるいは永続的な保護施設として、主要な町に建設された私立救貧院を利用することが多かった。

白痴はまた、17～18世紀において重要な神学上の議論を形成した。清教徒の説教の中で、白痴は象徴的に使われた。白痴はキリスト教の無垢さの体現であるとされ、彼らは、ニューイングランド植民地において感じとられていた堕落に対する効果的な隠喩であった。また、白痴は修辞的にも用いられ、神の創造物の中で最も卑しいものでさえ、愛嬌と救いを獲得できると、そして彼らが普通の人間の負う罪からいかに離れているかということが強く主張された。ある説教師は次のように述べている。「要するに、生まれつきの馬鹿である者は、最も劣った無知の魂を持つが、その魂は、この世の最も知恵があって教養のあるどんな者よりも、キリストの優美さと慈悲深さの多くを知り、理解しているのだ」[15]と。だが、都合のよい隠喩の他に、植民地における教会活動には「知恵のない」者たちの包摂に関して実際的な熟慮があった。17世紀、マサチューセッツの組合教会は、教会への献身度を調べる検査を課した。その検査には宗教的知識を問うものもあり、明らかに何らかの知的能力を欠く人々に対して課された問題であった。これに続き、聖職者が白痴（それ以外では、狂人、子ども、無信仰な者、認知症の高

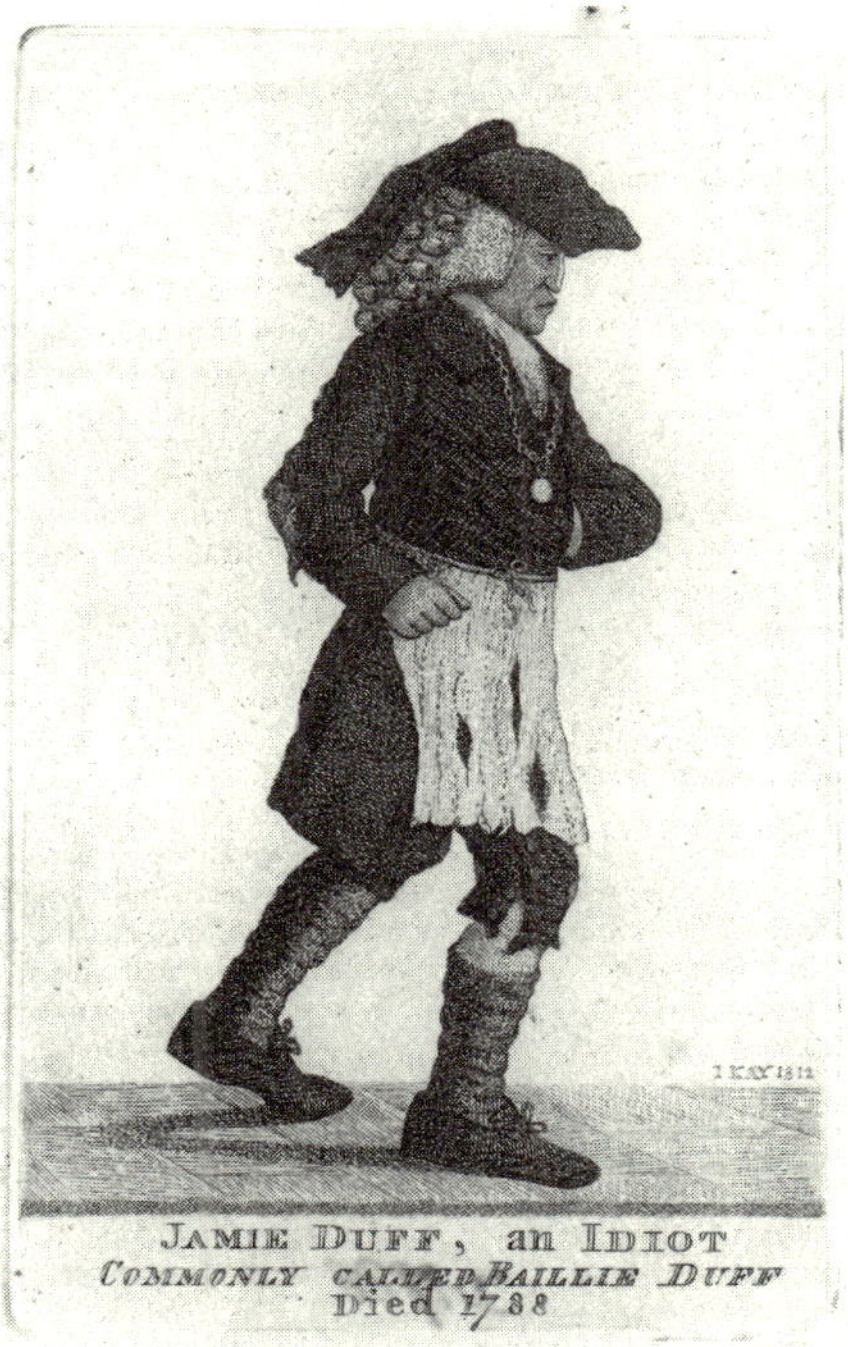
I KAY 1812
JAMIE DUFF, an IDIOT
COMMONLY CALLED BAILLIE DUFF
Died 1788
ジョン・ケイ作「ジェイミ・ダフ、白痴、通称ベイリー・ダフ」1831年［National Portrait Gallery, London］

齢者）に対し、聖礼典を拒否した事例があった。だが、この判断には異議が唱えられ、一律に実施されることはなかった。

このように、18世紀以前、白痴は、社会的に、また法的に、時には宗教的にも関心を抱かれていた。反対に、白痴は、医学書では、出生時または幼少時に発生した、終生にわたる障害とだけ簡単に述べられており、白痴には、いかなる改善をもたらす治療も希望もなかった。また、白痴は、癲癇《てんかん》と一緒に議論された。癲癇は、当時の人々に困惑を与える恐ろしい症状であったが、自明性に対する「狂気」と言及されることが多かった。永久的な精神的欠陥と、当時、幼児期に感染する伝染病（天然痘、はしかなど）による有害な影響との関連が疑われたことも少しあった。だが、大概の場合、白痴は、医学の注意をそれほど引き付けなかった。白痴は、正統派の医師、またそうでない医師にとっても、手のほどこしようのない、気の毒な不治の症状であると考えられていたのである。しかしながら、啓蒙主義思想の登場によって、白痴に対する医学の無関心は、１７８９年のフランス革命の時代に覆された。白痴は、医学書の中の単なる補足説明ではなくなり、啓蒙主義哲学と科学的医療という新たな思想の中で驚くべき重要な役割を果たすようになったのである。

啓蒙された白痴

イングランドの哲学者で内科医のジョン・ロック（１６３２‐１７０４）は、近代自由主義の開祖とみなされている。サマセット州の清教徒一家に生まれたロックは、ロンドンのウェストミンスター学校に通い、医学を研究し、ルネ・デカルトのような大陸の哲学者に関心を寄せた。デカルトの主要な哲学の著書は、ロックが学ぶ20年前に出版されていた。１６６０年代後半、ロックは、初代シャフツベリー伯爵のお抱え医師となった。初代シャフツベリー伯爵は、ホイッグ党（イギリス自由党の前身）を設立し、哲学者に多大な影響を与えていた。ロックは、一時的にイングランドから逃げ出すことを強いられたが、名誉革命後の１６８８年に戻ると、数十年間書きためていた政治に関する小冊子の出版を始めた。啓蒙思想における彼の最も有名な功績は、政治的正統性の基礎を個人の同意にあるとみなしたことであり、それは『統治二論（*Two Treatises of Government*）』（１６８９年）の中で述べられている。ロックによると、市民は、生命、自由、財産の保護を脅かす政府に対して蜂起する権利を有し、政府はそれらの権利を保全する目的で形成される。人々は、平和と正義を求めて、いくばくかの個人的な力を放棄することに同意して集合する――この理論は、今では社会契約説として知られている。引き換えに、政府には、複数の均衡のとれた部門に分かれ、教会と国家は分離するなどといった制約が課される必要があるとされていた。死去した頃には、英雄であり啓蒙主義の主要な思想家となっていたロックは、アメリカ植民地とフランスにおける後世の革命に着想を与えた。

本書では、ロックの医学的思想と哲学的思想の相関関係に特に注意を払いたい。社会契約説の形成に加えて、ロックは、その代表作『人間知性論（*An Essay Concerning Human Understanding*）』（１６９０年）の中で「自己」という心理学的概念を確立したと考えられている。ロックは初めて、自己とは「身体に宿る意識」、すなわち、理性的に真理を探求する意識であるとみなした。デカルト（人は内在的な論理的思考と道徳的観念を生まれながらに有していると考えた）とは反対に、ロックは、人間の精神は誕生時には「白紙状態」であり、意識と思考は、知覚と内省、言いかえれば、社会の中での人間としての経験により形成されると信じていた。ロックは『人間知性論』の中で、知識は、感覚によって得られ、内省の期間を通じて洗練されるので、人は正しい環境条件があれば矯正と改善を受け入れることができると主張しており、この彼の思想は急進主義的なものであった。

白痴は、ロックの思想の中で重要な役割を果たした。彼の見るところ、ある種の事柄をすぐにそれと把握できないことは、内在的思考の不在（デカルトなどへの主たる反論）の確証であったからである。『人間知性論』第2巻の中で、ロックは、白痴と狂人との違いを詳細に述べている。そこでは、白痴が観念や思考を知覚したり、比較したり、区別したりできず、また抽象化することができないこと（したがって内省的な理解力を有していないこと）が強調されている。さらに、白痴は感覚認知から結論を引き出せないとみなし、それゆえ彼らを「獣類」や「非人間」と同等に置いた。ロックは、理性に対する能力の欠如は、個人の理解力と知識創造力の欠陥が原因であると結論付けた。

白痴が、右の能力の幾つか、または、全ての欠如や脆弱さにどの程度まで関係しているのかについては、彼らの言葉または行動の不安定さを正確に観察すると、確実に分かるであろう。病気の心に入ってくる観念をぼんやりと知覚する者、観念をたやすく行使できず、複合できない者は、考える物事をもたないであろう。区別できず、比較できず、抽象できない人は、ほとんど理解できず、言葉を使用できず、許容できる程度まで判断できず、推論したりできないが、今ある物で、感覚にとても慣れ親しんだ事物について、ほんのわずかで、不完全だが理解できる。実際、前記の能力の幾つかが、欠如するか乱れていれば、人間の知性や知識の欠陥を引き起こす[16]。

一方、狂人は、理性の欠如にそれほど深く苦しんでいないが、むしろ概念どうしを正しく結び付けることができず（一時的なこともある）に悩まされている。ロックの白痴と狂人の対比は、たびたび要約され有名な引用文となっている。「狂人は、間違った観念を組み立て、間違った主張をするが、その主張から正しく論じ、論理的に考えられる。だが白痴は、主張をほとんど、または、全く持ち合わせていず、ほとんど全く論理的に考えられないのである[17]」。しかし、ロックは、白痴の理論（そんなものが存在するとして）を充分に発展させたわけではない。白痴の理論は、彼の意見や特質を徐々に弱体化させた。たとえば、獣類についての議論では、ロックは、獣類は白痴よりも知恵深いという意見を述べている。これらの矛盾の背後には、ロックが、白痴についての理論を充分に発展させることにはあまり関心がなく、むしろより大きな知的運動のために機能的な方法で白痴と狂人を紹介したという理由がある。すなわちロックは、内在的知識を主張するデカルトの理論に反証し、人間の抽象作用と理性に関する彼の概念を証明するために、白痴を動員したのである。よって、ロックが残した知的障害の歴史への遺産は、やや曖昧なものである。彼は、白痴を獣類と同等の立場に追いやった一方で、優れた著書の中では、今日まで教育と障害へ重大な影響を与えている新しい精神哲学の種をまいた。すなわち、精神は――いかなる心も――正しい感覚刺激の環境を与えられれば改善できると考えたのである。精神が白紙状態であるなら、人はみな知性の改善が可能だというわけだ。

フレンチ・コネクション

ロックの思想は、17世紀から18世紀にかけてヨーロッパ中に広がった啓蒙主義の重要な要素を形成した。この知的運動は、最も本質的な段階における「人間（man）」と世界との関係に関する新しい急進主義的な考えを提示した。ロック以降の啓蒙主義を先導した思想家たちは、キリスト教の権威よりも人間の経験が人間理解の本質であることを肯定した。啓蒙主義の中心的理念に引き寄せられた人々は、世界が本質的に合理的で認識可能なものであり、世界の神秘とされた事柄も観察と実験を通じて明らかにすることが可能であると信じた。知的障害についての考え方の変化に最も関係することでは、啓蒙主義の支持者たちは、人間の行いは自然世界と同じ方法で理解できると主張している。そこには予測可能な法則があり、操作可能な環境があるというわけである。この考え方に論理的に従えば、人間は（そして一般的に社会も）、調査と教育を通じて改善することができる。人類に関するこの新たな知識は、積極的な循環回路に寄与することになる。すなわち、人間行動の体系的な研究によって、より優れた新たな取り組みが生まれ、そのことが社会的進歩を導き、政治的自由を高め、健康と教育の質を改良したのであった。

啓蒙主義思想の震央の一つ、パリでは、医師たちが3世代にわたって理論を実用化し、新たな経験主義的技法を用い、人間行動や病気、障害の根底にある法則を解明しようと試みた。18世紀以降、障害のある子どもは、つまり白痴の子どもだけでなく盲児や聾児についても、医療項目としてそれまでのような比較的周縁領域ではなくなり、重要な検査症例として、つまり、より一般化した啓蒙主義プロジェクトにおける半経験主義的な主題として見直された。それまでほとんど治療不能で改善の見込みがないと思われてきた人々が、科学の研究と教育を通じて、生活上の立場と技術を高めることができたなら、このことは、啓蒙主義思想の効果を示す注目に値する証拠となるだろう。そうした様々な独創的事例が、各地で見られた。ポルトガルの教師、ヤコブ・ロドリゲス・ペレイラは、フランスに渡ると、聾唖者に話すことを教える技術を磨いた。彼は、フランス貴族の子どもを教えることで評判を得、聴覚障害のある人々には差別的な伝統的指導（読唇術と口話に重きを置いた）に乗り出した。1760年、国王ルイ15世は、その分野の進歩の評判を耳にして、パリの聾唖学校（L'Institution Nationale des Sourds-Muets）の設立に助成金を与えた。1776年にフランスのド・レペ神父は、「方法論的サイン（methodological signs）」による聾唖者の教育に関する本を出版した。「方法論的サイン」とは、今では手話または手話言語として知られる、コミュニケーションにおけるもう一つの主流であり、彼はもう一つの有名な聾学校である、パリの青年聾学校（L'Institut National de Jenues Sourds）でそれを使用した。聾唖者のための学校は1760年代や1770年代にドイツやスコットランドにも開かれた。このように、啓蒙主義の考えが西欧における教養エリートの中で普及していったのであった。

実験は視覚障害の人々の教育でも行われている。ヴァランタン・アユイは1784年、パリに青年盲学校（L'Institution Nationale des Jeunes Aveugles）を開いた。彼は浮き彫りの文字印刷を使用した先駆者であり、著書『盲教育論（*Essai sur l'éducation des aveugles*）』で略述したように、盲児の教育を促した人物である。アユイは、個々の文字を表す浮き彫りの字形の読み方を改良した。フランス革命後、アユイは東部に移住し、その後ロシアに移る前に、ベルリンに学校を設立した。その頃、各地の教育者たちが、フランスの事例に触発されたり、または、自己流で、リヴァプール（1791年）、ウィーン（1804年）、ベルリン（1806年）、ミラノ（1807年）、オランダ、プラハ、ストックホルム（1808年）、サンクト・ペテルブルク、チューリッヒ（1809年）、コペンハーゲン（1811年）、デンマーク（1811年）、アバディーン（1812年）、ダブリン（1816年）、バルセロナ（1820年）に盲学校を開設した。およそ同時期に、アルファベットの文字を線と点で表記する新たな方法を解説した、フランチェスコ・ラナ＝テルツィによるイタリア語の著書『小論（*Prodromo*）』が、フランスで出版された。ラナの著書では、視覚障害のある生徒のためには文字を浮き立たせることが必要だと提案されていた。その方法は、暗闇で暗号文を読む手段として、フランス軍に採用されるなかで洗練されていく。士官のシャルル・バルビエは、教育に使用できるように彼自身の方式をパリの盲学校に伝えた。それを若い学生のルイ・ブライユが、小点を2個×3個の行列に浮き立たせるという簡単な形に洗練させた。このブライユ法は、使用された多様な方法の一つにすぎないが、その柔軟性と簡単さにより、盲人用の読み方のうち最も重要な方法にまでのぼりつめ、19世紀末までにはヨーロッパで標準的な方式になった。

施設での盲者と聾唖者への取り組みの中で、白痴児の治療と教育における専門的な医学的言説の原型が生まれる。アユイが革命期フランスを脱出する少し前、パリの聾唖学校の医師、ジャン・マルク・ガスパール・イタールは、聴力習得と会話形成の教育実験を開始した。イタールは、フランス革命中に医療を行い、ジョン・ロックなどから知識をすすんで吸収していた。真偽のほどは定かではないが、若い医師であった彼が、フランス南部のタルヌ県、コーヌの森の中で野放しになっているところを捕らえられた、言葉を話せない少年を育てたという話がある。その10年前、パリのサルペトリエール病院〔１６５６年に開設され19世紀には精神科の中心となった病院〕で狂人を鎖から解放したことで有名な精神科医のフィリップ・ピネルは、少年は「治療不可能な白痴」だと述べた。だが、イタールは、ピネルの悲観主義を拒否し、「少年を野蛮人から文明人まで高めよう」と試みた。イタールの、少年を完全に再社会化しようという挑戦は失敗したが、彼は少年が文字を認識し、簡単な言葉を理解できるまで教えることはできたのである。英訳の初版が１８０１年に出された彼の著書『アヴァロンの野生児（*De l'éducation d'une homme sauvage*）』には、ヴィクトールと名づけられた少年の療育と教育について述べられていた。イタールの著書の評判は、フランス科学アカデミーによって大きく広まり、フランスの他の病院での類似の実験に影響を与えた。

フランスとアメリカ合衆国とで始められた実験を橋渡しした人物こそ、イタールの弟子、エドゥアール・セガンであった。セガンは、１８１２年にフランスのクラムシーで生まれ、オセールのコレージュ（前期中等教育機関）とパリのサン・ルイ・リセ（後期中等教育機関）に１８３７年まで通った。

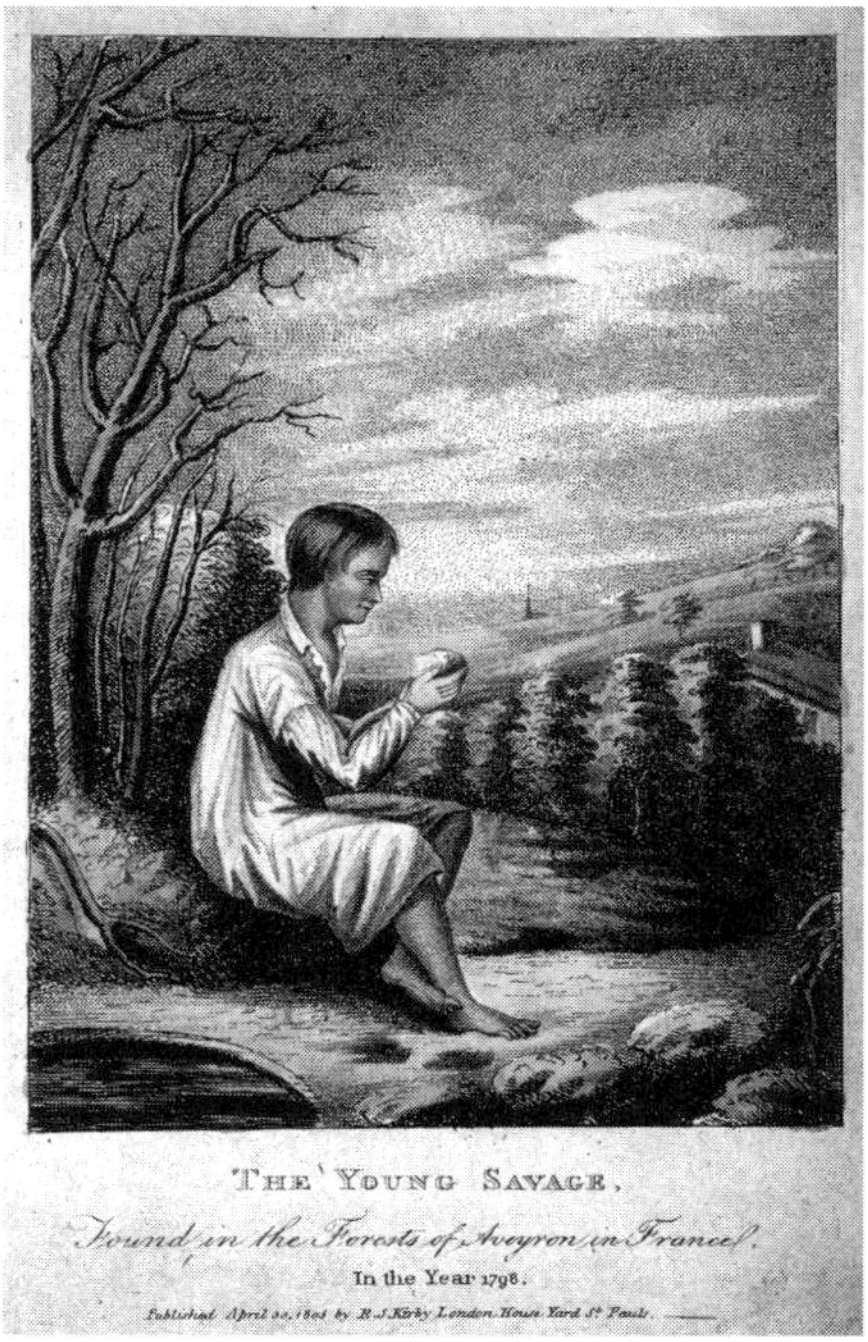
THE YOUNG SAVAGE,
Found in the Forests of Aveyron in France.
In the Year 1798.

「1798年にフランスのアヴァロンの森で発見された野生児」1805年［Wellcome Library, London］

その後の2年間、彼は、フランスで狂人の「道徳療法（moral treatment）」の第一人者であったジャン・エチエンヌ・エスキロルと共に働いた。セガンの初期の成功は、白痴児が基礎的な技能を習得できるという事実をエスキロルに納得させたことであった。1840年に、セガンは、サルペトリエール病院で白痴児への教育を始め、自宅に子どもを住まわせて教育を施した。1842年に、彼は、その分野で最初の著作『白痴児と遅滞児の教育理論とその実践（*Théorie et pratique de l'éducation des enfants arriérés et idiots*）』を発表した。これは、それまでの彼の研究をまとめたものであった。セガンは、この分野で経験を積み重ね、ビセートル院〔パリ近郊に1656年に開設され、精神疾患患者や囚人などを収容していた施設〕の大教室で教鞭をとる機会を得た。1843年には、教育への体系的アプローチを詳細に述べた『教育理論とその実践』の第2部が出版された。だが、理由は明らかにされていないが、セガンは、同年、ビセートル院を解雇され、医療研究の継続を断念しなければならなかった。1844年から1850年まで、2冊の最も有名な書物を執筆することに費やしたこと以外、彼がどのように暮らしていたのかはわかっていない。その2冊とは、『白痴児とその他の遅滞児の道徳治療と衛生および教育（*Traitement Moral, Hygiène, et Éducation des Idiots et des autres Enfants Arriérés*）』（1846年）、そしてもう一人の改革者ペレイラの伝記『ヤコブ＝ロドリゲス・ペレイラ、フランスにおける聾唖者の最初の教師（*Jacob-Rodrigues Péreire, premier instituteur des sourds et muets en France*）』（1847年）であった。

1850年に、セガンは、アメリカ合衆国に移住して新たな生活を開始した。彼は、オハイオ州クリーヴランドに居住したが、医師資格証明書がなく、英語が充分に話せなかったため医療行為をすることができなかった。だが、白痴児の訓練の専門家としての名声により、セガンは、サミュエル・グリドリー・ハウのもとで短期の仕事につくことができ、サミュエル・グリドリー・ハウ学校〔後にパーキンス盲学校に発展した〕と、その後はニューヨーク州アルバーニーのハーヴェイ・バックス・ウィルバーの学校で1860年まで教えた。同時に、セガンは、合衆国で証明書を再獲得しようと必死になり、1861年にニューヨーク医科大学を卒業している。1863年にニューヨーク州に移り、ランドールズ島の精神薄弱児保護院で働いた。最終的に、彼は「アメリカ白痴者および精神薄弱者用施設・医官協会（Association of Medical Officers of American Institutions for Idiotic and Feebleminded Persons）」の初代会長にまで上りつめた。1866年には、『白痴児とその他の遅滞児の道徳治療と衛生および教育』を改訂し『白痴と生理学的方法によるその治療（*Idiocy and its Treatment by the Physiological Method*）』のタイトルで英語で出版した。それは、白痴に関する彼の主要な教育的・医学的思想と、フランスおよび合衆国での医療訓練の経験をまとめたものであった。

セガンは間違いなく、ジョン・ラングドン・ダウン以前の、白痴に関する最も重要で影響力のある医師であり、理論家であった。アメリカに帰化した当時のセガンは、白痴は「道徳治療」を受けることで、他の人々と交際し、技術職や家事を通じて社会に貢献できるよう訓練されれば、社会に統合されるはずだと信じていた。また、セガンはアメリカの施設を賛美した。そこでは、白痴が公的な支援を受け、女性によって訓練されていた。セガンは、女性の方が男性よりも教えることに適していると信じ、次のように述べていた。「ヨーロッパのいくつかの保護院で下品で野蛮な人々が白痴のケアの仕事に就いているのを見てきた者にとって、彼女たちの優しくて気高い性格は快い違いであった[18]」。彼はすべての生徒が単に保護の対象として扱われているのではなく、彼らが教育されていた事実を称賛した。ビセートル院、さらには祖国フランスから旅立つとき、おそらく惨めな気分を味わったであろうセガンは、次のように結論付けている。「庭園と部屋、付添人と教師、命令と規則、これらを兼ね備えたアメリカの保護院は、アメリカ人の非凡な才能から生まれたものである[19]」。

セガンが自身の著作物に書きとめていた症例研究には、後の研究者たちが後世ではダウン症だと結論付ける症例が数多く含まれていた。特に、『白痴と生理学的方法によるその治療』（1866年の英語出版の20年前にその一部分は書かれていた）の中で、彼は、白痴とクレチン病患者の多様な亜型を描写した。そこには以下のものが含まれている。「ふけだらけのクレチン病患者は、肌が白かバラ色で、皮膚がはがれており、そのすべての外皮（肌）に欠陥がある。短い指と鼻には未完成の面がうかがえ、唇と舌は割れていて、結膜は赤く均質的で、まぶたのへりは渦巻き状の皮膚で覆われている」[20]。１９２０年代にカリフォルニア州のミルズ大学で心理学の教授の職についたケイト・ブルソーは、医学書『蒙古症（*Mongolism*）』（１９２８年）の中で、セガンの「ふけだらけのクレチン病患者」は、ダウンによる後の有名な記述の先駆けに間違いないと述べた[21]。彼女の結論は、他の研究者によって繰り返されたが、その中にはクレメンス・ベンダも含まれる。第４章で述べるとおり、ベンダは、「蒙古症」をより科学的な言葉に代えるようにと、１９６１年に医学雑誌『ランセット（*Lancet*）』編集部宛に署名した人物である。

アメリカ合衆国におけるセガンの最初の経験は、２人の最も有名なアメリカ人の医師かつ改革者である、サミュエル・グリドリー・ハウとハーヴェイ・Ｂ・ウィルバーのもとで培われた。ハウは、１８２０年代にハーヴァード大学で医学を専攻したのち、オスマン帝国の支配に逆らったギリシャ独立運動で外科医として活動した。彼は、合衆国に戻ると、ニューイングランド盲人保護院の管理に関わり、視覚障害のある人々のための新たな施設準備の指導者として名声を獲得した。今でも有名な『マサチューセッツ州議会に宛てて作成された白痴に関する報告書（*Report Made to the Legislature of Massachusetts upon Idiocy*）』（１８４８年）を作成するにあたり、彼は63の町を訪ね、５００人以上を調査した。この報告書は、身体障害のある人々とは施設を分けるべきだと主張するのはもちろんのこと、アメリカ合衆国で一般に「精神薄弱児（feeble-minded children）」〔言葉の意味については用語集を参照〕と称されていた子どものための私立救貧院と認可施設でのケアが、容認できない水準にあることを明らかにした。ハウは、通学制または寄宿制の学校での分離教育を熱心に主張した。彼は、精神薄弱者は工業社会が引き起こす錯乱状態から離れた、静かで規則正しい専門施設で処遇されるべきだと断言した。そして施設に入所した若者には、後に地域に戻ってから社会に効果的に貢献できるために、基礎的な教養と社会技術が教えられるべきだ、と述べたのである。

一方、ハーヴェイ・B・ウィルバーは、アメリカ合衆国の精神薄弱児のための最初の訓練施設の設立でよく知られている。ウィルバーは、1820年にマサチューセッツ州ウェンデルで生まれ、1838年にアマースト大学を卒業した。その動機は不明だが、彼は短期間、学校の教師をした後、工学を学び、結局、医学に落ち着いて、1842年にバークシャー医学校を卒業した。彼は、白痴と精神薄弱に関心を抱き、1848年に自宅に少数の生徒を受け入れるにあたって、マサチューセッツ州バレにいたエドゥアール・セガンと協力している。彼は、1851年に、アルバーニーでの精神薄弱児のための実験学校開設に向けてニューヨーク州議会を説得しようと試みた。その学校は、ウィルバーが校長となり、1854年にニューヨーク州シラキュースに州立白痴学校として開校した。生涯を通じて、ウィルバーは精神薄弱者の福祉と教育に関心を寄せ、セガンの理論と実践から影響を受けた。彼は『精神と神経系統の病気（*Disease of the Mind and Nervous System*）』（1873年）など、数多くの書物を執筆した。彼は、1883年に突然死去するまで学校長の座にいた。その間、1852年または1853年に、ジェームズ・B・リチャーズが、ペンシルバニア白痴児・精神薄弱児訓練学校と呼ばれた施設を、ペンシルバニア州ジャーマンタウンに開設しようと決意する。その後、1857年にはオハイオ精神薄弱青年保護院が開設され、1858年にはコネティカット州に、1860年にはケンタッキー州に同様の施設が開かれた。

フランスとアメリカ合衆国以外でも、「白痴は教育可能である」とのスローガンが、１８４０年代のヨーロッパ医学界をかけめぐった。イタールとセガンの明白な成功は、スイスの若い医学生、ヨハン・ヤコブ・グッゲンビュールに影響を与えた。彼は、現在の名称でいえば甲状腺機能低下症を意味するクレチン病に大きな関心を寄せていた。だが、19世紀半ばにかけて、その言葉は、イギリス人医師ジョン・フォーブスに代表される一部の医療関係者の間で拡大解釈されるようになった。すなわち、フォーブスは、グッゲンビュールの患者の多くはイギリスでは単に白痴に分類されるものだと提議したのである。(22) 教育と治療の取り組みへの風潮が欠如していることに不満を抱いたグッゲンビュールは、スイスにおけるクレチン病（と自ら定義した）の流行を人口統計学的に研究するための資金提供を、スイス科学進歩協会（Swiss Association for the Advancement of Science）に求めた。彼の数量的発見は、フランスにおける白痴児訓練と教育学校への熱意と重なって、スイス科学進歩協会に充分な印象を与え、同協会は１８４０年に小さな保護院の開設に助成金を支給することに同意した。グッゲンビュールは、スイスの低湿地の悪い空気が、スイス人に占める知的障害の割合が高い理由の一つであるという信念のもと、アーベンベルグ山の中腹にこの施設を建てた。

19世紀中頃には、白痴、クレチン病患者、癲癇患者、盲者、聾唖者の保護院など、障害のある人々のための特別施設が西欧と北アメリカに生まれていた。慈善施設もあれば、自治体から資金提供されている施設もあった。それらは、施設ケアの専門性の向上と、この時期の医療専門職の影響と強化を示す一方で、19世紀に突出していた医療施設、すなわち公立狂人保護院からは故意に遠ざけられていた。イングランドとウェールズでは州立や市立の貧民狂人保護院が、1811年以降に数多く開設された。法律により州単位での開設が義務化された時期（1845年から）には、ノッティンガムシャー州の南方からサマセット州まで、イングランドの地方に点在した施設は19に及んだ。フランスでは、政府の担当部局が、上述したビセートル院やサルペトリエール病院のような大きな都会的施設の伝統を受け継ぎ、1838年から狂人保護院（asiles d'aliénés）を設立することを、法律によって義務化した。その結果、数十年の間に建設の波が押し寄せた。1841年のアイルランドには、ダブリンからデリーまで8の公立施設があり、スコットランドにも同じく、ダンフリースの「ロイヤル・クライトン（Crichton Royal）」のような、慈善あるいは「王立」保護院の古き伝統があった。1840年代には、カナダの東部（ケベック）とオーストラリアのヴィクトリア植民地にも、最初の施設が誕生した。

これらの狂人保護院は、大きな公共建造物をもち、多くの地域ではそこで最も大きな建物であった。それらは、少なくとも理論上は治療のための医療施設であり、狂気、すなわち現在では一般的に「精神病」と呼ばれる症状に苦しむ人々を対象にした。だが、社会環境――貧困や官僚主義、代案の欠如――によって、結果として、精神病以外の障害のある人々も、こうした狂人保護院に押し込められた。その中には、知的障害のある子どもや、深刻な医療状態や老齢のために認知が低下した大人もいた。当時その様子を見た者は、白痴児と時に暴力的になる成人の狂人とが混ざって治療を受けている状態を特に非難している。篤志機関が孤児保護院と治療不可能な人々向けの施設をせっせと開設していた地域では、間もなくして知的障害のある子どもの分離治療への支援が取り組まれるようになった。

１８４０年代と１８５０年代は、知的障害のある人々が公的施設――州からの資金によるものと慈善施設によるものがあった――へと移行していった時期であった。だが、それは、他のケアや管理の方法が失墜したことを示すものではない。むしろ、白痴児や他の障害のある人（子ども）のケアに適切な場所をめぐって長期にわたる論争が起こっていたのである。施設ケアの支持者によれば、寄宿学校と保護院は、障害のある子どもが特殊なケアや治療、さらに教育を専門家によって受けることのできる、人道的で科学的な新しい環境であった。また、それは、地域社会と大人の狂人から子どもたちを引き離すことのできる環境であった。その点をよく理解させるために、改革者は、大衆雑誌や新聞で、私立救貧院や狂人保護院で白痴児が放置されていること、または地域で彼らが見放されていることを暴露した。たとえば、アメリカの有名な改革者、ドロシー・ディックスは、白痴児と狂人のニーズに充分に対応するよう、州が道徳的・宗教的義務を負うことを求めた。刑務所と私立救貧院から彼らを移動させ、特定の目的で建てられた病院に彼らを入れるよう要請したのである。マサチューセッツ州メドフォードで、彼女は「ある白痴の者は鎖につながれ、またある者は17年間、窮屈な場所に置かれている」と嘆いた[23]。また、ウェスト・ブリッジウォーターで、彼女は「３人の白痴が一度も一つの部屋から出されたことがない」と述べた[24]。彼女が残した多くの記録の中には、彼女の考える白痴の症状と処遇の代表的な事例が引用されている。ディックスは、これらの状態に対処するよう求めたマサチューセッツ州議会への最後の嘆願を、次のような言葉で締めくくった。

私は、マサチューセッツ州内の刑務所に収監されている白痴の者の多くが、他人を傷つけることが全くできないにもかかわらず、不正に収容されていると強く主張せずにはいられません。彼らは、他人に害を及ぼす性癖も邪悪な性質も持ち合わせていません。彼らを囚人や犯罪者、またあらゆる段階の狂人と結び付けることは、残酷で思慮に欠けたことであるとともに、無益で不必要なことです。よって私は、彼ら多くの白痴の者のためにこの件の調査を求めます。[25]

彼女は、マサチューセッツ州施設での最初の調査の後、他州での調査旅行に乗り出し、他の州の知的障害のある人々の状況を記録にとどめた。ディックスは、白痴児の処遇における問題を世論に訴えることに成功し、新たな施設への支援態勢を作るために、サミュエル・グリドリー・ハウと共に行動した。その一方、イングランドでは、ジョン・コノリーが白痴児のための分離施設の設立を求めて運動していた。当時最も有名な精神科医であったコノリーは、イングランドにおける施設の狂人を鎖から解放するための運動を主導した。だが、巨大なミドルセックス州立貧民狂人保護院（ハンウェル）に白痴棟を開設する試みが、不成功に終わったことはあまり知られていない。1840年代、そこで彼が訪問医師・専属医師として在職していた間に、知的障害のある子どもの特殊教育法を考案していたのだ。フランスで名を上げた者たちと同じく、コノリーは、白痴児を訓練するための新しい刺激的な技法を喧伝する1830年代・1840年代のフランス語文献に直接向き合っていただろう。1847年に、彼は医師と非国教徒の篤志家たちとで小さな集団を結成した。この集団の主導者は、「白痴児」のための特別な慈善イベントを行う活動を始めた組合教会の牧師のアンドリュー・リードであった。彼らは、最初、ロンドンとコルチェスターの小さなホームに子どもたちを収容し、その後、１８５０年代初頭に、ロンドン南部のサリー州レッドヒルの壮大な専門的施設に移った。このアールズウッド共有地に建設されたイングランド白痴保護院（後のロイヤル・アールズウッド白痴保護院）は、５００人の患者を収容できた。１８５８年、ジョン・ラングドン・ダウンという名の、大学を卒業したばかりの若い医師がそこに雇用され、その後のダウン症の歴史を変えたのであった。

結　論

中世と近世を通じて、西洋世界は、様々な名称――天然の馬鹿、無邪気な人、白痴――で、終生つづく先天的な知的障害を患う人々を区別した。変わりやすいレッテルとそれへの順応性は、近世英語の柔軟性と微妙な差異だけではなく、自分の世話をできない人々が監視の下に置かれていた社会的・法律的・医学的状況の多様性を反映している。知的障害を意味するこれらの言葉は、精神に欠陥があることを中立的に表現してきたのではない。それらの言葉は、法律的、社会的、宗教的、さらには医学的分類を作り出すことが専門的集団ないしは一般の集団にとって機能的に重要であったことの証しである。慣習法が、「天然の馬鹿」という部類を必要としたのは、「馬鹿」になった人々、すなわち人生の後の方で「馬鹿」になった人と、白痴の人とを区別するためであった。財産と相続を管轄する法律は、以上の区別に依拠したのである。極貧者を救済せよというエリザベス女王の命令に応じ、教区の役人は、貧しい白痴の者を特定し、彼らに施しを与えた。そうするなかで、彼らは教区の貧者に救済を与えるという法の義務を満たしたのである。ロックなどの啓蒙主義哲学者は、人間の重要な前提条件、すなわち合理的思想を定義するための境界線を描くうえで、白痴を引き合いに出した。19世紀が幕を開けた頃、医師たちは、すべての人類が、いかなる障害を持っていようとも、文明化された自律的な民主主義の知的な市民になりうるとし、そのことを証明するための思想的実験の構成要素として「野生児」にとびついた。イタール、エスキロル、セガンの白痴児研究は、すべての人が改善することができるという啓蒙主義の主張にとって重要な、社会工学の実験であった。実際、「アヴァロンの野生児」ヴィクトールが言語を使用して不朽の名声を得たことと、アフリカ人やアメリカ先住民に対してヨーロッパ人が文明化の使命を訴えたことは、同時に起こった。この点で、アヴァロンの野生児は、ヨーロッパ圏以外の人々を「文明が未開な状態」から文明状態へと高める啓蒙主義的欲望への寓喩と解釈されたのである。

歴史家にとって、この時期が後世に残した、教区による福祉、後見法廷、特殊教育施設といった遺物は曖昧なものである。伝統的な「精神遅滞」の歴史では、19世紀初めの医療的・教育的関心の高まりが吹聴される傾向にあるが、それは、隔離と医学実験という新たな施設形態につながる関心でもある。工業化以前の時代に関して、私たちは白痴の人の日常生活と失われた素朴な世界についてほとんど知らない。広く普及した見解がないのは、工業化以前の時代の白痴の「自由」を意味するのか、それとももっと不吉なこと、つまり、幼児殺しは言うまでもなく、文書には表れなかった排除と放棄という、知的障害への全くの無関心の反映なのだろうか？　ダウン症の前史に対する結論は、それゆえ暫定的なものにちがいない。研究がほとんどないために、専門家もそうでない人たちも白痴を（悪魔学的方法ではなく）自然主義的な方法の中で強く理解してきた。また研究によって、自身のケアをできない者のケアは家族と公的機関が引き受けていたという、実用本位で非感情的でもある回答も出ている。啓蒙主義以前の思想家の言葉を借りれば、工業化以前の時代の社会で自由に放浪する白痴へのロマンティックな概念を捨て去って、当時の知的障害のある人々の人生は大概の場合、おそらく孤独で貧しく、劣悪で、粗野で、短いものだったと言うことは、理屈に合わないことではないだろう(26)。

19世紀における障害のある人のための寄宿施設の開設は、知的障害の病因論と病態生理学に関する新たな医学的テーマを生み出した。白痴保護院の開設と拡大は、組織的な医療専門家と原初精神医学の専門性の影響力の高まりから生じたものだが、「精神医学（psychiatry）」という言葉は、20世紀まで英語圏では幅広く使用されなかった。19世紀後半は、医学にとって胸躍る時代であった。ヴィクトリア朝時代半ばに始まった麻酔と消毒の利用は、後に白内障手術のような目と耳の手術に道を開いた。目、耳、鼻、のどの専門科と子どものための病院は、19世紀後半に設立された。この時期は、医師と科学者が、細胞生物学、生理学、解剖学、細菌学で急速な知識の進歩に協力した頃である。医学的観念が多くの西欧社会で卓越してくると、生物学を基盤とした新たな障害の言説が通俗的な議論に忍び寄ってきた。その中には、人種的差異や、ダーウィンの進化論、退化理論をめぐる当時の論争に深く組み込まれたものがあった。このように、科学的発見と文化的不安とが混ざり合うなかで、ジョン・ラングドン・ダウンは、自信を胸に白痴保護院という舞台に登場し、次世代の議論を形成したのである。

第2章　私たちの中の蒙古人

　1866年、ジョン・ラングドン・ダウンは、ある論文をロンドン病院に提出した。彼の望みは、この論文で医学と人類学に深く影響を及ぼすことであったろう。(イングランド)サリー州のアールズウッド白痴保護院院長のダウンは、長きにわたってロンドン病院の客員医師を務め、またロンドン人類学会の正会員でもあった。1863年と64年における人類学会でなされたいくつかの研究報告から、学会員たちが人種的差異と頭蓋人相学との関係に興味を持っていたことがわかる。ダウンはこの討論に貢献し、人類を五つの類型に分類した18世紀のドイツ人医師で人類学者のヨハン・フリードリッヒ・ブルメンバッハに従って、白痴の新たな分類について述べた。(1)ブルメンバッハにならい、ダウンは保護院の患者の風貌を、「マレー人」に見える者、「エチオピア人」やあるいは「アステカ族」に似ている者、それからもちろん「白色人種」の典型をもつたくさんの者に分類した。だが、さらにある集団が、彼の想像力をとらえた。

私の見るところ、アールズウッドと［ロンドン］病院の外来患者部局での診察の結果、数多い白痴の中の大多数を占める者が、その出身において、階級以上に人種系の大きな区分の一つに当てはまる。大蒙古人種は、その数が多く、私が思うに、特別な注意を要する区分である。まさに大多数の先天的白痴が、典型的蒙古人種なのである(2)。

ダウンは、彼がケアをする特別な集団の子どもの身体的特徴を述べることで、新しい人種的記述を裏付けた。

本当の蒙古人種のようには髪は黒くなく、茶色がかった色であり、直毛で、その量は乏しい。顔は平べったく、幅広く、突起に乏しい。頬は丸みを帯び、外側に広がっている。目は斜めであり、各々の内眼角が通常よりも離れている。瞼は非常に狭い。唇は横裂を伴い、大きくて厚い。舌は長くて厚く、非常にざらざらしている。鼻は小さい(3)。

ダウンは、これらの患者がイギリス人の両親から生まれた子どもたちであることを知ったうえで、これらの共通の性質が、先祖返り、すなわち人類のより原始的な種族への自発的な逆戻りであると仮定した。ダウンは、ある病態の形成過程が、「他人種の特徴を真似るように」、人種的障壁を壊したと推論した。つまり、ダウンにとって「大蒙古人種」とは、白色人種の子どもの原始人種への逆戻りを意味したのである。「このこと［人種的刻印］は彼らを並べてみるととても明らかで、比較された子どもたちが同じ親の子ではないと信じることは難しい」とダウンは断言した。[4]

『精神科学ジャーナル（*Journal of Mental Science*）』（後に『イギリス精神医学ジャーナル（*British Journal of Psychiatry*）』に改称）に１８６７年に公表した論文で、ダウンは、ある人種の幼児が他の人種の属性を持って生まれることがあると示し、この時代の最重要な知的議論において白痴は主要な立場を占めるとの主張を進めた。ダウンによれば、このことは、個々の人種は異なる、全く別の起源から生じたという信念の否認である。彼が信ずるところでは、世界の主要な人種の間には、より複雑な関係があった。ダウンの人類学仮説の多くは、次世代の研究者によって拒絶されたが、彼は、その大胆な偉業によって権威的な地位を確立し、個別の病としてのダウン症を形成した。蒙古症は「蒙古人種」と関係があるという見解を嘲笑

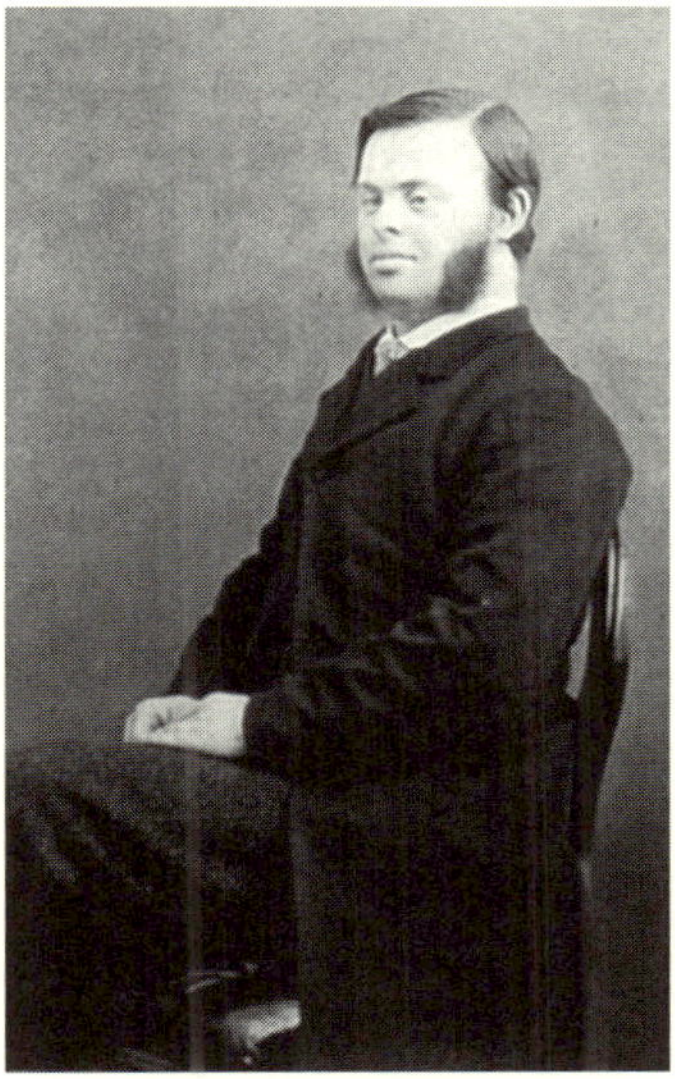

ジョン・ラングドン・ダウンが撮影した、アールズウッド白痴保護院の患者。1865年［イギリス・ダウン症協会の許可を得て複製］

した人々でさえ、有名になったこの名称を自らの医学論文で使用することに抵抗感はなかったのである。
ダウンによる白痴の人種的分類は、知的障害をきわめて軽蔑的に特徴付けているとみなす人々から攻撃され続けた。たとえば、スティーブン・ジェイ・グールドは、ダウンの人種的分類を、ヴィクトリア朝時代の科学に一般的に見られた典型的な人種主義であるとみなしている。(5) あるレベルでは、グールドの非難には妥当な面もある。ダウンは、白色人種の子どもが蒙古人種に変容するというなら、これは先祖返り、すなわち進化の連鎖上の後退を意味すると慎重に主張したからだ。しかし、グールドのような見方でダウンの議論を理解することは、ヴィクトリア朝時代中期の人類学的議論の文脈から彼の考えを切り離すことだ。1860年代の人類学者たちは、ダーウィンの進化論（1859年に『種の起源』の中で全体像が明確化された）がもたらした衝撃を把握しようと努めていた。人類学の中でもより伝統的で論争の中心にいた学派との連携により、ダウンは、1866年の講演で、彼自身が行った分類と人種との関連性について次のように主張したのである。

人種分類には、このような実用的企てとは別に、重要な哲学学的関心が伴っている。今日の傾向では、様々な人種は共通の起源を持つ人類が多様に変種したものにすぎないという意見を拒絶し、異なる人種が形成されたことの説明には風土などの影響だけで充分であると主張される。しかし、ここに、退化の事例、すなわち一つの人種を出発点とし、別の特徴へと変容すると仮定される事例があるのだ。……人間の中の退化に関する事例は、人類の単一性を支持するように私には思われる。(6)

白色人種が蒙古人種よりも（進化論的意味で）発達しているとのダウンの主張からは、彼が「人種差別主義者」だとみなされるのももっともだ。実際、彼の見解は、重要な知的側面では、自由主義的な思想の学派――つまり、すべての種族は共通の祖先を有すると信じる学派――に位置した。ダウンが言及したもう一つの見解とは、他の人種は異なる起源から生まれた（つまり、白色人種は独立した、他より優秀な人種である）という見方であった。この人類学の後者のグループは、当時の重要な問題の一つであった奴隷制度を「自然状態」であると主張していた。ダウンの論文が発表された数ヵ月前に終結した衝撃的なアメリカ南北戦争では、奴隷制が重要な争点の一つであった。結局のところ、蒙古症を一つの病気であると告げたこの発表を理解することは、蒙古症が置かれた医学的・社会的・文化的文脈をさらに追究するために不可欠であるのだ。

白痴保護院

西洋医学の起源はギリシャ・ローマ時代に遡るが、現在の私たちが知るような近代医学の専門的職業は、19世紀にはまだ形成途中であった。たとえばイギリスでは、医師法が成立し、専門職を監視する権限を持った医事委員会が設立された１８５８年――ダウンがアールズウッド白痴保護院の院長に任命されたのと同じ年――まで、専門職は存在しなかった。医事委員会は、認可を受けた開業医の国内登録を

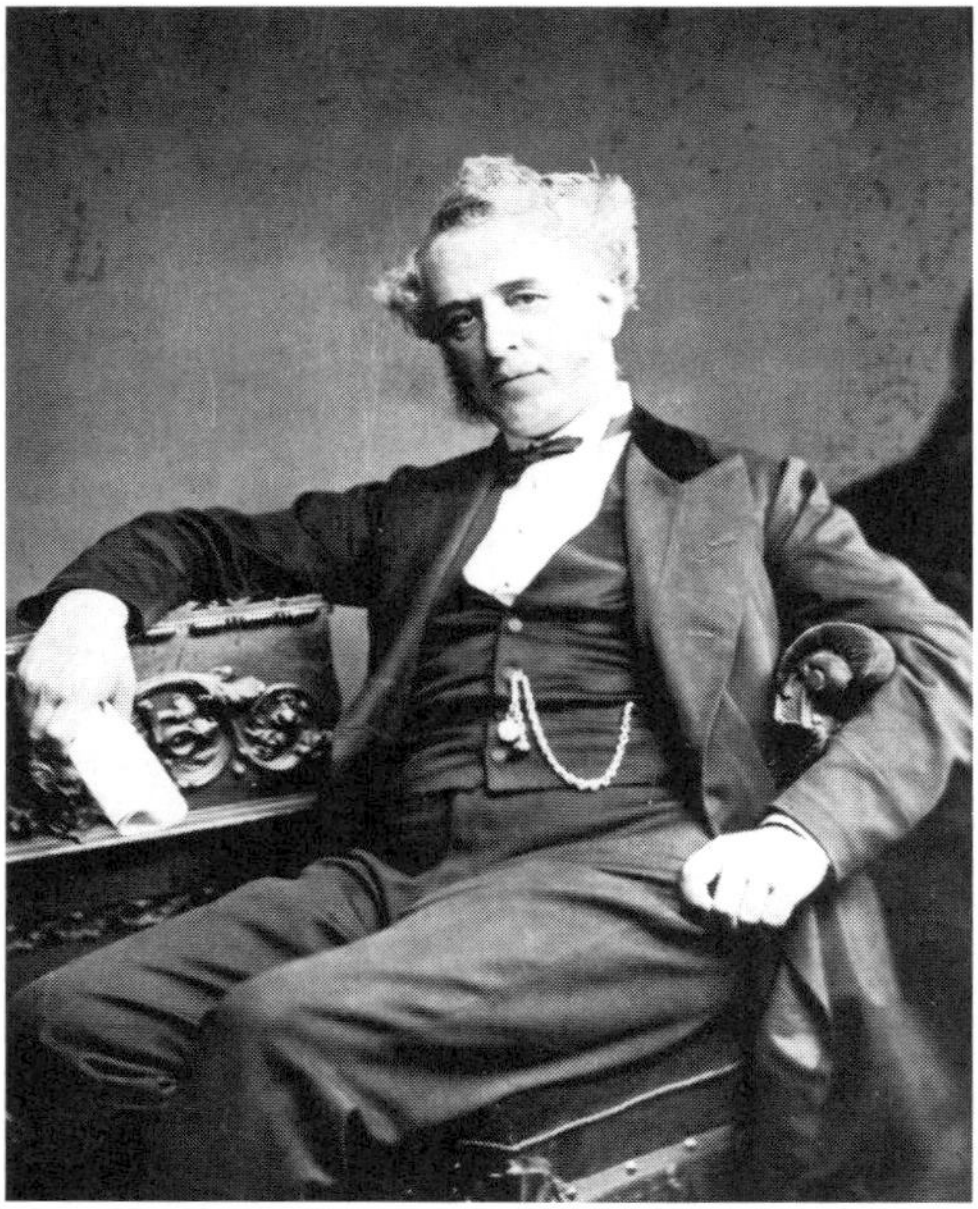

王立内科医協会会員の証明書を手にするジョン・ラングドン・ダウン。1880 年［イギリス・ダウン症協会の許可を得て複製］

監視し、教育と免許交付、臨床診療に一定基準を設けた。その法律により、医療を規制する権利をめぐって三世代にわたり闘い続けてきた医師たちに、初めてある種の統一性が課されるようになった。結果として、その法律の意味するものは、古いギルドのような医学専門職の三分化構造——上流階級の内科医と、商人の階層に属する外科医、より低い階層の薬剤師——から、施設を基盤とする専門家（顧問医師）と地域の一般開業医との二分化への移行であった。

イングランドで最初に医師登録をしたのが、ロンドン大学医学部を卒業したばかりのジョン・ラングドン・ダウンであった。ダウンは、非常に若くしてある篤志病院での職を手に入れるという幸運を得た。ダウンは、イングランド南西のコーンウォル州のトアポイントで１８２８年に誕生した。アイルランド系の慎ましい家柄で、家は薬局を営んでいた。青年になると、彼は父親のもとで修業をし、その後、外科医の徒弟としてロンドンに出た。彼は、後の１８４７～４８年に薬学会に入会している。その後の３年間、彼は、薬剤師として雇用され、伝えられるところでは、ファラデーの有名な実験の助手を務めていた。それから不明の病気の治療のためにデヴォン州へと旅立ったが、１８５３年にはロンドンに戻り、医学生として登録された。そこで、彼は、ロンドン病院の内科医、ウィリアム・リトルの指導を受けた。きわめて優秀な学生であったダウンは、１８５６年４月には王立外科医協会の試験に合格、同年11月には薬剤師名誉協会による開業資格を取得している。ロンドン大学の試験では、三つの病院金賞を獲得し、当時の最優秀臨床医学生に輝いた。有力な顧問医師であるリトルは、学術賞を積み重ねるダウンに、「専属産科医」や比較解剖学の講師としてロンドン病院に勤務する機会を与えた。担当の医学生を監督し、彼らに講義をし、また数百のお産にも関わるという激務に加え、ダウンは医学士課程をクラスで２番目の成績で終え、医学博士号獲得を目指して活動し始めた。同時代の若い医師と同じく、彼は、病院での常勤のポストが空くのを熱心に待っていたのである。

ジョン・ラングドン・ダウンは、保護院での経験をほとんどもたずに、アールズウッド白痴保護院の院長にまで昇格した。１８５８年に、専属院長であったマックスウェル博士が突然辞任し、このポストが空いたのである。顧問としてアールズウッドの委員会に出席していたロンドン病院のウィリアム・リトルの後援は、ダウンには充分すぎるものであった。リトルは、ダウンのために、ミドルセックス州立貧民狂人保護院（ハンウェル）の前院長ジョン・コノリーと、王家の侍医であるジェイムズ・クラーク卿に働きかけ、ダウンは１８５８年秋、院長職に任命された。リトルとコノリーは、アールズウッド白痴保護院の設立時から交友関係にあって、最初の施設で名誉客員医師として活動し、アールズウッド共有地における荘厳で新しい保護院の建設計画に加わっていた。彼らは、児童期における知的・身体的障害に関心を抱いていた。ウィリアム・リトルは、痙性麻痺の研究で知られ、脳性小児麻痺の一形態（痙性両麻痺、以前はリトル病として知られていた）の発見者として有名である。この2人とランカスター州立狂人保護院の前院長で、英国狂気委員会の一員であるイングランド保護院検査官のサミュエル・ギャスケルの3人の医師は、設立時にはイングランド白痴保護院として知られていたにすぎなかったアールズウッド施設の建設計画を後ろ盾に、医師たちの意見を大いに刺激した。

ヴィクトリア朝時代において保護院職に医師を任命することは、コネが経験や資格に勝っているとの批判のある議論に足をつっこむことであった。同様の非難が、ダウンにも浴びせられていただろう。彼は、知的障害のある人々の施設処遇についての専門的知識はなく、まして、白痴児の治療と教育の現場経験をもたなかったからである（彼が非国教徒であった事実は、非国教徒委員会には役立ったかもしれないが）。加えて、彼が得た地位への報酬は、微々たるもの（年額150ポンド）[7]であるうえに、職場は、当時、国の監督局と仲たがいしていた保護院委員会の管理下にある、家具も満足に備えられていない施設であった。この職は、一生涯の仕事を始めるには最も幸先の良いものと言うよりは、むしろ悪かったと言えよう。彼は、ヴィクトリア朝時代の過密な医療市場の中から生活の糧を求め続けることも、医学部講師の少ない給与から中流階級の社会的地位を得ようと努め続けることもできたかもしれない。その代わりに、ダウンが得たものは、当時は貴重で稀なものだった。すなわち、保証された収入とある程度の雇用保障、そして専門的技能を発展させられる可能性であった。彼は保護院にやって来た当初、孤独と、初めての精神病院内での重労働を経験し、自らの決定を後悔していたが、専属院長のポストを引き受けたことが人生の転換点であったと後になって悟ったであろう。

コノリーの指導を受けながら、ダウンは保護院運営の実務面にすぐに慣れていった。評判によると、ハンサムで魅力的な彼は、保護院内にいる人々だけでなく、非専門家と医療関係者で構成されたアールズウッド理事委員会の中でも、巧みに行動する能力を発揮した。たとえば、彼は、雇用された最初の年に、保護院の医療的・教育的進歩が書かれた院長報告書を、慈善事業の年次報告書に付録として含めるよう委員会を説得している。30歳の院長は、年次報告書が施設への1万人を超える寄付者に送付されたことを喜んだ。この送付は、施設の医学的側面の評価を高め、イングランド南東部の潜在的な私費患者たちに彼の名声を伝えることに役立った。さらに、ダウンは、自分がロンドン病院での教育を続けられるよう委員会を説得し、「児童期の心の病気」についての講義のためにロンドンへの出張を行った。間もなくして、彼はロンドン病院の客員医師に任命され、ロンドンの医学エリートとの重要なつながりを維持した。

ジョン・ラングドン・ダウンは、保護院での経験がなかったために、隔離治療と教育という理念の方向にやすやすと導かれ、白痴保護院設立の主導者であるアンドリュー・リード師以上に、その対策法の有力な支持者となった。ダウンは、年次報告書とロンドン病院での講義を通じて、説教師さながらに、白痴児の隔離施設におけるケアと教育の長所を普及していった。ダウンは、「精神が薄弱な者にふさわしい身体的・知的訓練の設備が整う施設は、ごく少数である」と断言している。(8) ダウンは、公立狂人保護院が人員過剰な状態であるとの非難が高まっている風潮に賛同し、白痴児にとって有効な「科学的」教育がこれらの救貧院では欠如していると強調した。ダウンが主張するには、狂人保護院では、「すべての装置が他の種類の患者向けのものであり、少数の割合しか占めていない白痴の者は、大概、施設内のお決まりの日課の中で見放されていた」(9)。狂人保護院から白痴保護院を分離すべきという主張によって、ダウンは、19世紀半ばの医療専門家にみられた顕著な傾向、すなわち知識と実践における専門性を拡大したいという欲望に貢献した。そしてより大きく明確に分化した病院の開設により、分類と専門治療という利益を得る機会が与えられた。彼は、白痴児施設の分離だけでなく、白痴保護院の中で、知能により白痴児を分類し区別することを求める。

小さな施設では、被収容者の混合が必ずあるにちがいない。その結果、最も知能の低い者が、より高度な知能の持ち主に影響を与えるという不利益が生じる。大きく増加した家族の中で、私たちは分類によって、こうした悪を除去し、彼らをいくつかの部屋に区分して、彼らの能力に適した様々な娯楽と職業を提供できるようになった。(10)

1860年の秋に、ダウンは白痴保護院での非公式な見習い期間を完了した。この通過儀礼の最中の短い期間に、彼は、委員会から休暇の同意を得て、白痴保護院の誕生地であるパリに出かけている。そこで、エスキロルやセガンの後継者の取り組みを観察したのである。彼は、アールズウッド白痴保護院が大陸の保護院と比較して、「めざましく優位な状況」にあると自信を深め、イングランドに戻った。

ダウンは、貧困・狂人施設に抱かれる悪印象が自分の白痴保護院に及ばないよう努めた一方で、ヴィクトリア朝時代中期の施設長に降りかかっていた管理上の重荷の多くを、狂人保護院の院長と分かち合っていた。イングランドの狂気法のもと、彼は、新たな入院のすべてに関して、およそ40の調査結果からなる当人の病歴を報告しなければならなかった。退院があった際には退院通知書が、患者の死亡があれば死亡報告書の提出が必要とされた。また法律の求めに応じて院長は、毎日、すべての患者を回診し、衰弱した人には治療を施した。数多くの患者が、癲癇発作で苦しんだり、また伝染病にかかったりしていたことを考慮すると、これは些細な責務ではない。すべての死と退院と入院の抄録は、国の検官である狂気委員会に提出された。狂気委員会は少なくとも一年に一度、全施設で公式の視察を実施するよう法律で命ぜられていた。さらに、50人の付添人と看護師、そして付添人を指揮し、彼らが行う患者の世話に責任を持つ家事担当者で構成される施設で、ダウンは彼らの管理者でもあった。院長であることで、研究と講演の機会、さらに専門職の中のささやかな地位は得られたが、面倒な日常の仕事と反復的な管理要件に、大多数の院長たちは押しつぶされそうになっていた。

こうした重大な管理上の責任と、程なく４００人を超す患者を抱えようという白痴保護院の現状に直面したダウンは、助手として若い医官のジョージ・シャトルワースを雇うことに委員会の同意を取り付けた。シャトルワースは後に、ランカスター近郊のノーザン・カウンティーズ白痴保護院（ロイヤル・

アルバート白痴保護院）の院長の地位に就き、イングランドでダウンに次ぐ名声を獲得する。ダウンは、保護院生活の日々の経験の中で、ケアと治療における医学の重要性を高めていった。ダウンの残した症例集によると、彼は、興奮しやすい患者を鎮静させ、憂鬱な患者に刺激を与えるためには、多様な化学治療が有効であると信頼していた。当時の狂人保護院で行われていた治療に類似した方法で、ダウンは、患者を落ち着かせるために臭化カリウムや催眠剤（抱水クロラール）、阿片をよく利用した。また、攻撃的な患者を静かにさせるために、冷たいシャワーも使われていた。猩紅熱やコレラの発生に対処するために、彼は、別棟の診療所の開設が必要と主張した。だが、その完成までには長い年月がかかり、彼の退職後まで充分に機能することはなかった。日々の患者への医療行為や、患者の暴力的あるいは攻撃的な振る舞いの管理を行ううえでダウンがとった方略は、フランス人にならって「精神科医（Alienists）」を自称した当時の多くの保護院院長が記述したやり方と、大した違いはないように思える。

精神科医と精神医学

ダウンは、同様の地位についた人なら当然であったように、イギリス精神医学協会の元祖にあたる狂人用病院・保護院医官協会に入会した。１８４１年に設立された同協会は、１８６４年に、その厄介な名称を改め、管理的色合いを消し去り、医学的色合いを社会に向けてより伝えるために、心理医学協会となった。明るく自らを「さまよえる狂人」と称した同協会員たちは、この領域の専門職化という予想通りの道を進んだ。同協会により『保護院ジャーナル（*Asylum Journal*）』（１８５６年からは『精神科学ジャーナル（*Journal of Mental Science*）』）が創刊され、そこで狂気の原因論や治療や病理学に関する論文と症例研究を募り、また会合を組織したが、そこからアイデンティティという共通理解が作り出されることになる。同協会は意識的に、会の名称からも機関雑誌名からも「保護院」という言葉を除いていったが、会員は、圧倒的に施設関係者であった。その結果、同協会の規模は、イングランドとウェールズの保護院数に比例して拡大した。１８２７年には、狂人・白痴保護院は９施設であり、各々の被収容者数の平均は１１６人であった。１９００年には70施設が存在し、平均６００人の被収容者を抱え、３００人以上の医師が雇用されていた。アイルランドとスコットランドには、20世紀の初頭に40ほどの保護院があった。アメリカ合衆国には、同時期に１００以上の州立施設があり、精力的なアメリカ狂人用施設・施設長協会（後のアメリカ精神医学会）が定期刊行物『精神異常ジャーナル（*Journal of Insanity*）』を発行していた。カナダ、オーストラリア、ニュージーランド、南アフリカ、英領インドに、合わせて36の公立精神病院があり、その院長たちはイギリスと合衆国の協会に属し、その刊行雑誌を購読していた。このように、英語圏では精神医学専門職の制度的枠組みが、19世紀末までにしっかりと形成されていたのである。だが、医師は「心理医学（psychological medicine）」（精神医学・精神医学者を指すドイツ語由来の psychiatry と psychiatrist の使用が始まるのは、もう数十年先のことである）という言葉を使う傾向があった。こうして、初期の精神医学専門職は、19世紀の白痴と狂人の施設監禁の波の高まりに応じて発展したのである。

精神医学が専門職化されたことが、狂人や白痴の原因論と訓練に関する研究が確立する基礎となった部分もある。そして、ダウンこそ、「児童の精神病」と彼がたびたび言及した病に関する、イギリスの代表的な論者として活躍した人物である。1860年代初頭に、ダウンは、『イギリス医療ジャーナル（*British Medical Journal*）』と、『イギリス精神医学ジャーナル（*British Journal of Psychiatry*）』の前身である『精神科学ジャーナル』に、白痴児の脳の異常、さらには、口や舌の奇形について述べた論文を発表し始める。実際、1862年の論文は、本章の最初で言及した1866年の講演の原型であると一部の研究者が確認している。[11] また、ダウンは、イギリスの狂気法によって必要となった白痴児の測定にも関心を向けた。症例集の最初の頁には、患者の入所記録から収集された一般的な情報や、院長たちの責任で記録された数多くの医学的データが掲載されている。ダウンは、基礎的な身体測定を実施する責任があっただけでなく、頭蓋骨の状態や、額の広さ、鼻の付け根から後頭部の突起までの長さを測定しなければならなかった。法律が規定する儀式は年間数百回行われたが、そのおかげで、彼は、身体的異常と知的障害とに密接な関係があるという考えを心の中で強くしたにちがいない。彼の著述からは、当時、優勢であった医学的・人類学的議論にかなりの面で精通していることが窺える。すなわち、ダーウィンの進化論やラマルク学派の主張（ある種の「環境」や「行動」はその種の後世の特徴に影響すると提唱した）との関係を示唆するものであった。

「白痴の人種的分類」が1867年の『精神科学ジャーナル』に発表される頃までに、ジョン・ラングドン・ダウンは、ロンドン病院で「医療、薬物学、比較解剖学」に関する講義に出席していた学生たちを鍛えあげていた。施設の職が限られていたことで、当時の公的な医療機関に共通して見られた出来事が生じた。才能のある医師の野心と、ヴィクトリア朝時代の医療における専門科の増加、医療施設内での院長夫人の立場、それから古くからある素人対医学的権威との緊張関係との間の亀裂が表面化したのである。アールズウッド白痴保護院は、一年に入所できる私費患者の数を制限した。つまり、アールズウッド白痴保護院は、無数の人々を「品位ある貧者」と呼ぶことを好んだヴィクトリア朝時代の人々が、そうした貧しい人々のために建設した慈善施設である。アールズウッド白痴保護院は、私費患者用にも寝台をいくつか兼ね備えていたが、利潤追求の認定施設や、それに近いものではなかった。結果として、空きがなく入院を断られた息子や娘のケアのために、それでも多額の費用をすすんで支払おうとする富裕な家族がいた。１８６７年の12月までに、少なくとも、キャンセル待ちの私費患者数が50も存在した。同月、アールズウッド委員会は、患者が地域に放置されている事実を知って驚愕し、ダウンが密かに支払いを受け取っていると推測した。委員会は、月例会議において、小委員会が「施設の付添人や使用人の小屋で、実子でない児童が扶養されているかどうかを調査する」ことを要求した[12]。

その後に起こったダウンの突然の離脱に関して、委員会の議事録は断片的に述べるだけであるが、その事実のいくつかについて疑う余地はない。１８６７年、または、それ以前に、少なくとも２人の付添人、エヴレットとウォーカーの妻は、自身の小屋に私費患者を受け入れ始めた。エヴレット夫人は３人、ウォーカー夫人は１人の患者を受け持っていた。夫たちは「施設への貢献」により、ダウンの裁量のもと上乗せされた報酬を受け取っていた。委員会はこれについて知る由もなかったようである。自身の行動を説明するために召喚されたダウンは、付添人の小屋に私費で扶養されている患者は実際に存在するが、彼らは付添人の妻からケアを受けていて、すべてを取り仕切っているのは、自分ではなく妻のメアリ・ラングドン・ダウンである（ダウンの考えでは、妻は彼と委員会との契約要件には拘束されない）と怒りっぽく曖昧に言った。さらに、ダウンは、妻のケアのもとで、同様の小屋に収容されている「［追加の］患者が数人いる」ことを認めた。しかし、彼は、「責任は彼女だけにある」と主張した。彼はまた、将来、施設に空きができたときのために良い患者を確保しておくことは、委員会のためになるとまで言い切った(13)。

メアリ・ラングドン・ダウンは、施設での夫の在職期間中、アールズウッド白痴保護院を円滑に運営していくうえで中心的役割を果たしていた。彼女は当時、入所したばかりの子どもの母親の相談役となったり、女性付添人の行動に関して施設看護師長と協議したり、また特別な行事の準備では指導的役割を果たしていた。こうした彼女の活動は、同世代の中流階級女性の限定的な役割の縛りから逸脱するものではなく、院長の妻が受け入れる慣習にのっとったものと思われる。ヴィクトリア朝時代中期の女性の法的な立場から見ると、ジョン・ラングドン・ダウンが交わした契約――彼がアールズウッド白痴保護院の患者に全時間を注ぎこみ、私費患者を一人も持たないという内容――は言うまでもなく妻にも適用されたはずであろう。だが、ダウンは、妻が施設の外で私費患者をケアすることは可能なはずだし、そのように受け入れるべきだ、と強く主張し、「ダウン夫人は文字通り、私費で受け入れた患者の切り盛りのためにウォーカー夫人を雇い、洋服の仕立てのためにエヴレット夫人を雇ったのだろう」と述べた。[14]

ダウンの委員会への反論は、自己保身のように見えるが、イングランドには夫が働く施設で婦長として公式に契約していた院長夫人がいたことを考えれば、そうではなかった。だが、ジョン・ラングドン・ダウンの一件が、アールズウッド委員会から支持されることはなかった。それは、ダウンが妻の報酬を一度も正式に要求したことがなく、また私宅で扶養される私費患者はすべて国の狂気委員会に登録される必要があったためである。実際、彼もメアリも、狂気委員会から承認を受けてはいなかった。ダウンほどの知性を持つ者なら、彼の行動が、イングランドで周知されている施設監禁の法律（有料で扶養されている知的障害のある者はすべて、国の監督局に報告されなければならないという法）のもとで違法であったことを知っていたにちがいない。興味を引くであろう法的議論が起こる瀬戸際で、委員会は、1868年2月14日に「特別会議」を召集することを提案した。その会議が開かれる直前の2月10日、ダウンは辞任の手紙を書き、10年にわずかに足りない期間にわたり勤め上げた地位から去った。その理由については、度重なるという意味ありげな言葉で述べている。委員会は満場一致で彼の辞任を受け入れ、ダウンには「委員会の彼宛の手紙における質問事項とその関連から、委員会がこのような結果に達したのは当然だと彼が考えるのは誤解である」と告げた。[15]

ダウンがアールズウッドから早まって出て行った背後にある「度重なる」理由とは、何であったのだろうか。特定の出来事は後世の人々には知る由もないが、概要はある程度まで推論可能だ。1868年まで、ダウンは、白痴児の分離ケアと治療のための運動の中で尊敬される中心的人物であった。富裕なクライアントの要望は非常に強く、アールズウッド白痴保護院での10年間は彼のキャリアの進展に良い結果をもたらしはしたが、最終的には自身で私立施設を経営した方がより良い結果が出ると認識していたにちがいない。そこで、彼はそれに取り組んだ。1868年にアールズウッド白痴保護院の院長職を辞任後、程なくして彼は、ハーレー街にて個人病院を開業し、ハンプトン・ウィックのホワイト・ハウスにて「痴愚と精神薄弱の児童を受け入れるための」私立施設を開設するための認可書を受け取ったのである。その施設は、後にノーマンズフィールド訓練施設と命名された。そこで、ダウンは、患者数140人の認可を受け、年額100~200ポンドで、上流中流階級の富裕層からの施設収容の要望に応え、利益を得ていた。注目すべきことに、狂気委員会の委員たちは、ノーマンズフィールド施設を首都認可施設の一つに挙げ、ダウン医師とその妻の指導下にある施設とし「ダウン夫人は施設の運営に全時間を注ぎ込んでいる」と述べている。イングランドで最も大きな私立認可施設の一つとなるノーマンズフィールド訓練施設は、1868年に80人の「生徒」からスタートし、ダウンの死去した1896年には、最大140人を受け入れるまでに大きくなった。この頃には、ダウンは知的障害のある子どもと若者の処遇における国内の、かつ国際的な権威であり、イギリス医療体制の中でも突出して尊敬される医師で、イギリス医師会のテムズ流域支部を設立して統括していた。また、死ぬまでロンドン病院の顧問医師を続けた。ダウンは、地方の政治と行政にも関わって、ウェストミンスターとミドルセックスの治安判事に任命され（1886年）、1889年には市参事会員になっている。生涯にわたり、自由主義の「標榜者」であり、女性参政権運動の支持者であった。1887年に、ダウンは著名なレットソミアン講演を行うためロンドン医師会に招待され、その講演は彼自身の最後の主要な著作の基礎になった。西部地方の薬局の息子であった彼の経歴の頂点は、イギリスの医学界において最も高位である王立内科医協会特別研究員に選ばれたことであった。息子のレジナルドとパーシヴァルは、ケンブリッジ大学で医学を専攻し、富裕となった父の死後にノーマンズフィールドの運営を引き継いだ。彼ら二人が引き続き優秀であったことで、ダウン家はその名前をイギリス医学界の中に存続させたのである。ジョン・ラングドン・ダウンは１８９６年にインフルエンザで死去し、『ランセット』と『イギリス医療ジャーナル』には熱のこもった追悼文が掲載された⑯。

大西洋を越えた蒙古症

蒙古症というダウンの新たな分類は、白痴児の分類学と教育に関する書物の出版の活性化と同時期に行われた。こうした書物はすべて、イギリスと北アメリカの主要な白痴保護院の院長の著によるものである。１８６６年まで、白痴児の訓練と分類に関する本は数冊しかなかった。第１章で言及したように、最初の論文集は、１８３０年代と１８４０年代にエドゥアール・セガンによって執筆された。彼の著作は、イギリスの出版物で幅広く取り上げられ、フランス語を話せるジョン・コノリーの関心を深くそそった。彼は、１８４６年にセガンを訪ね、彼から技術を学んだのである。セガンの著作は１８６６年に英語に翻訳されている。同じ年、ウィリアム・ミラードとＰ・マーティン・ダンカンによって『精神薄弱、痴愚および白痴の分類・訓練・教育マニュアル（*A Manual for the Classification, Training, and Education of the Feeble-minded, Imbecile, & Idiotic*）』が出版された。ミラードはパーク・ハウス白痴保護院の院長（医師ではない）であり、エセックス州コルチェスターのイースタン・カウンティーズ白痴保護院の設立に関わった。ダンカンはイースタン・カウンティーズ保護院の客員医師であった。ダウンの人種的分類が『精神科学ジャーナル』に掲載された当時、ダウン自身の最初の主要な著作『白痴とその同種類の疾病に関して（*A Treatise on Idiocy and its Cognate Affections*）』を含む、白痴に関する新たな学術文献が多数発表された。

1867年に、ジョン・ラングドン・ダウン、フレッチャー・ビーチ、ウィリアム・アイルランド、ジョージ・シャトルワース――4人ともイギリスの白痴保護院の院長――は、白痴に関する最初の医学会議を開催した。この4人は、当時のイギリスにおいて最も権威のある専門家であった。首都保護院委員会ダレンス白痴児・痴愚児コロニーの施設長、フレッチャー・ビーチは、白痴児と癲癇児の研究において長年の功績のある人物であり、1905年の「精神薄弱者のケアと管理に関する王立委員会」に王立内科医協会を代表して出席した。ウィリアム・アイルランドは、1858年に医学部を卒業し、1869年にラーバートに新しく設立されたスコットランド痴愚児施設の施設長になった。彼の医学書は1877年に出版されている。ジョージ・シャトルワースは、1860年代の短期間、アールズウッド白痴保護院でダウンの助手を務め、その後ランカスターのロイヤル・アルバート白痴保護院の院長として国内的名声を得て、1880年代には白痴児の原因と訓練に関する文献を多数出版した。そして彼の業績は『精神欠陥児（*Mentally Defective Children*）』（１８９６年）の出版で最高点に達した。この本は、19世紀末から20世紀初頭にかけての標準的な医学の教科書となったのである。イングランドやその他の地域[17]での白痴保護院の設立により誕生したこうした類のない医療専門家たちは、19世紀の最後の30年間に発表した白痴に関する論文において、その成果を出した。

シャトルワースは、ダウンの新たな「人種的」説明を当初、最も支持していた。シャトルワースは、１８７０年にアールズウッド白痴保護院を去った後、この患者を称する際には、ダウンの新たに説明した分類にちなんで流行していた「蒙古症」という言葉を使った。だが、シャトルワースは、蒙古症は、ダウンが仮定した肺結核の退化的影響ではなく、両親の不摂生によって引き起こされると信じていた。一方、ダウンと同様に、彼は白痴の頭蓋の特徴に関心を抱き続け、１８８１年の『精神科学ジャーナル』では「蒙古人様白痴」の測定について言及している。ただ、アイルランドはより疑い深かった。スコットランドの精神医学協会の会議に出席していた彼は、そこで、アーサー・ミッチェル卿とロバート・フレイザーによる、「カルムイク白痴」に関する論文発表を知った[18]。そこでは、10年前にダウンが明らかにしたものときわめてよく似た特徴が概念付けられていた。ミッチェルは、スコットランド狂気委員として数年間、民間のケアを受けている狂人を視察し、ダウンと非常に類似した観察を行っていた。すなわち、同じ顔をした白痴児の集団がおり、彼らには、ミッチェルが「カルムイク」人種と呼ぶ人々を思わせる顔の徴候が見られたのであった。ミッチェルとフレイザーが、ダウンの初期の論文に気づかなかったかどうかは不明だ（全く気づかなかったことはないだろうが）。それでも、おそらくはスコットランド人の自負心にかられて、アイルランドは、1877年の自身の論文で、ダウン（イングランド人）の用いた蒙古症という呼び名を使わず、彼独自のカルムイク白痴の概念を論述することを好んだ。しかし、当時でさえアイルランドは、この種の集団の重要性は、名前がどうであれ誇張されていると考えていた。スコットランド痴愚児施設の患者のうち、この症状の影響を受けているのはたった3％にすぎない、と彼は信じていたからである。実際、『白痴と痴愚に関して（On Idiocy and Imbecility）』（1877年）において、アイルランドは、併存疾患と想定される病因とを基盤とする白痴の全く新しい分類を提示した。[19] ダウンの伝記作家によれば、ミッチェルとアイルランドの論文でダウンの人種的分類が省略されたことは、ダウンが自分の有名な「白痴の人種的分類」のロンドン病院報告やその他の初期論文を再版し、その主張を最後の専門書『児童期と青年期における数種の精神疾病について（On Some of the Mental Affections of Childhood and Youth）』（1887年）の中で繰り返す一因となったという。確かに、ダウンは、彼の初のレットソミアン講演のまさに冒頭で、人種的分類を著しく強調して持ち出している。[20]

「蒙古症」と「カルムイク白痴」は、1870年代後半のアメリカ合衆国の医学的言説に、ほぼ同時に登場した。そのいち早い伝播に一部貢献したのが、1877年のアメリカ白痴者および精神薄弱者用施設・医官協会の最初の会議に出席したシャトルワースとフレッチャー・ビーチであった。会議では、アメリカ人ハーヴェイ・ウィルバーが、「蒙古症または白痴のカルムイク型と呼ばれる、この国（アメリカ）とイギリスに共通的なクレチン病の修正形態」についての報告を行った。ウィルバーは、「蒙古症」という言葉の有用性を取り入れる一方で、ダウンが強調した人種的隔世遺伝を否定し、その代わりに、セガンと同様に、クレチン病（甲状腺機能低下症）の領域の中でこの症状をとらえた。彼は、「これらの退化した人間の中に、蒙古人種との普遍的な類似を少しも見いだせない」と結論付けている。彼と同世代の、ペンシルバニア精神薄弱児訓練学校の医員、アルバート・ウィルマースもまた、ダウンの人類学的議論について懐疑的であった。ウィルマースは、アメリカ白痴者および精神薄弱者用施設・医官協会の１８９９年会議にて、「蒙古人様白痴」という報告をした。彼は、当時の遺伝学的見解と歩調を合わせ、脳の発達の停止あるいは脳の損傷が引き起こした遺伝的「痕跡」が、後の世代に伝わった結果、「蒙古症」と呼ばれるものが生じる、と述べた。(21)

20世紀初頭、「蒙古人型白痴（Mongolian Idiocy）」「蒙古人様白痴（Mongoloid Idiocy）」、さらに一般的には「蒙古症」という言葉は生き残ったが、その根拠となった理論的前提は多くの専門家によって攻撃された。しかし、ダウンの人種的学説が、１９３０年代にライオネル・ペンローズによって論破される前に経験したことは、ある意味、最後の再生と言えるだろう。１８９３年にロイヤル・アルバート白痴保護院でシャトルワースを引き継いだＰ・Ｗ・ハンターは、先祖返りとは原始的種族に戻ることではなく、人間以前の霊長類の動物に戻ることだと仮定し始めた。「その症状の持つこれらの形態学的側面は、オランウータンが、ゴリラやチンパンジーよりも人類の祖先の系譜により近いことを示している」と、彼は意見した。(22) 保護院医師としての経験のあるロンドンの内科医、フランシス・クルックシャンクは、ハンターの主張を修正しつつ引き継いだ。クルックシャンクは、子宮内で充分発育しなかった「原始的人種」の形態を持つ子どもは、ダウンの言う意味での「蒙古人」というよりも、「劣った」蒙古人種の先祖である霊長類の動物のようなものだと仮定した。彼は、『私たちの中の蒙古人（*The Mongol in Our Midst*）』の中で、一般の読者に以上のような見解をもたらしたが[23]、科学界はそれ以降、「蒙古症」の原因について他のテーマに移行していたのである。

蒙古症の病因

20世紀への変わり目には、イギリス人が「精神欠陥（mental deficiency）」と呼びアメリカ人が「精神薄弱（feeble-mindedness）」と呼んでいた疾病を、両者の同意のもとで一つの分類にまとめようとする文献が増えつつあった。医学的・教育的分類の集大成が登場するなかで、蒙古症は特殊な病気として何度も登場したが、その病因の基本的事項について執筆者たちの意見がまとまることはなかった。ダウンのレットソミアン講演からブルソーの医学書『蒙古症（*Mongolism*）』（１９２８年）の刊行までの間に、蒙古症の子どもたちの身体や精神の欠陥と異常を証明する数多い症例が医学雑誌に掲載された。ブルソーは、自身の論文のために数千の症例を読み込んだと推測できる。ダウン症の初期の理論の中には、親の飲酒癖の影響を仮定したものもあったが、最初にそれを白痴と強く関連付けたものは、１８４０年代のサミュエル・グリドリー・ハウの議論であった。飲酒癖が蒙古症の主要な病因で、症状を悪化させる要素であるという主張は、ランカスターのロイヤル・アルバート白痴保護院のジョージ・シャトルワースから、パリのビセートル院のデジレ・マグロワール・ブルヌヴィーユまで、多くの著名な専門家により行われてきたものである。(24) ジョン・ラングドン・ダウン自身は、結核説に賛同した。その説はイギリスの精神科医で優生学者のアルフレッド・トレッドゴールドの論文で取り上げられているが、そこでは患者の34％が結核の病歴を有すると結論付けられている。(25) ヴィクトリア朝文化における飲酒の広まりと、結核が風土病の性質を持っていたこと（西洋世界での伝染病における死亡の第一の原因であった）については言うまでもなく、公刊された症例研究がごく少数であり、これらの要因との関連の有無を証明することは難しかった。

もう一つ興味深いこととして、1880年代と1890年代の結果的には実りのなかった調査手法からは、梅毒感染の可能性が懸念されていた。梅毒は、抗生物質がまだ出現していなかった20世紀への転換期において、重要な公衆衛生問題であったことが思い起こされるはずだ。実際、当時流行していた精神病――梅毒性不全麻痺（発狂を伴う進行麻痺）――は、神経梅毒の最終段階であった。この時代の医師にとって、梅毒性不全麻痺による赤い発疹に見られる精神病の徴候は、身体的感染と認識可能な精神医学的な症状との直接的関係を示すものであり、性的放蕩についてのあからさまな道徳的たとえ話を提供した。結果として、ジョージ・サザランドは、親が梅毒であるケースを調査し、蒙古症患者の両親が梅毒である症例が半数にのぼると信じたが、それも無理はない。彼は、遺伝性梅毒は活動的ではなく、むしろ、胎児の中に「副梅毒な状態」を形成し、脳の一部分に発達の抑制を引き起こすと理論化した。(26) これらの研究のポイントは結局のところ、母体疲労、または子宮疲労により、胎児の発達が抑制されたり停滞したりするという一般的仮説を説明したことであった。四肢の発育不全について、医師たちは、ジョージ・シャトルワースの言葉を引用して、彼らは「未完成の子どもたち」であると主張した[27]。サザランドとテルフォード・スミスは、医師の誤診を防ぐために、蒙古症をクレチン病と明確に区別して研究するべきだと述べた[28]。実際、１９４６年になっても、クレメンス・ベンダは、『蒙古症とクレチン病――臨床徴候と脳下垂体と甲状腺欠陥の一般病理学（*Mongolism and Cretinism: A Study of the Clinical Manifestations and the General Pathology of Pituitary and Thyroid Deficiency*）』という医学書を出版し、その中で蒙古症とクレチン病が別個の症状であると読者に注意を促している[29]。フランシス・クルックシャンクは、クレチン病は甲状腺ホルモンの欠陥により引き起こされるので、ダウン症も内分泌欠陥によって引き起こされるにちがいないと理論付けた。彼は、ダウン症が胸腺欠陥によって生じると結論付けている[30]。これによって、腺をダウン症の要因とする多くの理論が生まれた。ディ・ジョルジョは、母親の内分泌機能不全が子どもに伝わったと信じた。下垂体性や副腎腺を病因として挙げた者もいた[31]。

20世紀初頭の10年間に、優生学が重要なイデオロギーと社会運動として誕生し、遺伝的退化への言及が優勢を占め始めた。精神病の原因についての当時の議論とともに、研究者たちは、家族歴の中に癲癇や狂気、神経不安の者がいることは子孫に欠陥を残すことにつながると信じていた。退化的「痕跡」は子孫に伝わり、その程度は世代を追って増幅すると考えられた。こうした研究者の中心的人物が、精神科医で優生学者のアルフレッド・トレッドゴールドである。１９０８年に初版が出た彼の医学書『精神欠陥（*Mental Deficiency*）』は、二世代にわたり多くの医師にとって標準的な参考書であった。よって、彼の見方は詳細に検討する価値がある。

トレッドゴールドは、とりわけ「精神薄弱者のケアと管理に関する王立委員会」（1904‐08年）にて証言し、雑誌『優生学評論（*Eugenics Review*）』に定期的に寄稿していた人物であるが、彼は主要な精神欠陥を、「精神薄弱（feeble-mindedness）」、痴愚、白痴といった多数の「程度」と、小頭症・蒙古症などの臨床上区別すべき種類に分類した。トレッドゴールドは、成人の精神欠陥者のうち蒙古症を患うのは約5％にすぎないと言ったが、その意図するところは、平均寿命が非常に短いため、子どもの方がその数は多くなるだろうということである。彼ら蒙古症の人が30代まで生き延びることは稀であったからだ。[32] トレッドゴールドは、蒙古症の起源は不明だと認めている。彼は、要因として通常疑われていたものすべて——母親または父親（もしくは両方）の飲酒癖、梅毒、または結核——を論じたうえで、蒙古症者の非常に似かよった顔の特徴は、飲酒癖や神経病のような一般的な原因から生じるであろう多様性が排除されたものであり、単一の特異な原因によってもたらされると推測した。彼は、新しく登場した説、すなわち妊娠中の母親の「子宮疲労」の仮説にも貢献した。トレッドゴールドは、蒙古症は人間の原始的局面の反映であるという一般に普及した解釈（クルックシャンクやその他の学者が議論したような解釈）を否定し、その症状は先天的に備わっているものと固く信じていた。

トレッドゴールドの医学書の第4版には、20世紀の最初の10年間における蒙古症児の状態に関する社会的・教育的情報が豊富に掲載されている。彼の最大の関心は、当時としては珍しくなかったが、知能に基づいて子どもをランク付けすることであった。彼は、蒙古症の最も重度の者は、精神欠陥の「中度」、すなわち痴愚とも言われることのあった程度に属すると結論付けた。彼が信じるには、その多くが読み書きと簡単な仕事をこなすことができた。だが、彼は治療の可能性について見解を述べることにはとても慎重であった。彼は、さらにより多くの研究が必要だと注意を促しながらも、蒙古症の子どもたちの精神的・身体的状態を改善することに適度に成功していると主張したのである。彼は、次のような経験を捏造して読者に披露さえした。

ここ数年間、……私は、これらの症例の中に多腺性エキス剤とビタミンを含む調剤薬とを処方してきた。その結果、私の印象では、それらの効果は良好で、彼らの精神的症状、身体的症状はともに改善している。蒙古症患者には、全く足踏み状態に見えたのが、医学的処置なく突然に改善し始める例も稀ではないので、非常に誤解されやすいのだが、私の患者には、治療後の改善が顕著な者もあるので、これは単なる偶然ではないと考えられる。私が使用した調剤薬は、アレン&ハンベリー社製造の万能性ポリグランティン、カーンリック社のホルモートン錠剤、そしてイギリス臓器療法会社が調合した混合腺粉、マーマイト、メタジェンであった。[33]

トレッドゴールドの主要な考えの多くは、蒙古症児と精神欠陥児教育に関する当時の他の出版物に登場している。たとえば、チャールズ・パジェット・ラページは、1911年と1920年に『学齢児童の精神薄弱（*Feeblemindedness in Children of School-Age*）』を出版した。彼は、特異な身体的特徴から蒙古症を、クレチン病と小頭症とともに「主要な精神欠陥」の特殊型として分類した。[34] ラページは、精神欠陥児のうち蒙古症患者は10％未満であり、蒙古症の原因について「多くの場合、両親のいずれかの生殖能力の減退の結果」である、と繰り返している。(35) ラページは、子宮消耗の病因論を支持する証拠として、蒙古症を患う者の大多数が大家族の最年少者で、40歳以上の両親から生まれているという新たに同意された見解を何度も述べた。

結　論

人類の起源に関するダーウィンの革新的理論が解き放った思考の氾濫の中で、蒙古症は重要な位置を占めた。この知の大混乱の中を闊歩していった医師、ジョン・ラングドン・ダウンは、その恐るべき知性と鋭い観察力、そして自己アピール能力で、医学史の年代記における地位を確かなものにした。しかし、知的障害のある人々のための特別施設の供給の擁護者であり、白色人種の優越という「人種差別的」見解の奨励者でもあった彼の役割は、彼が歴史に残した遺産を評価したいと願う現在の歴史学者と伝記作家にとって評価が難しい。医療専門家として、彼は、若い頃に徒弟修業し、その後、薬剤師、外科医、後に内科医に関わる資格を取得するという、当時の医学階層の中で驚くべき出世街道を進んで行った。彼は最初は身分の低い講師として、そして最後には、王立内科医協会の会員および特別研究員として、ロンドンのエリート社会に徐々に入り込み、ハリー街での私費診療においてその頂点を極めたのである。彼は、その生涯の間に誕生した新たな医療専門化の波に乗った。10年在職したアールズウッド白痴保護院を離れる決意は、同世代の多くの成功した精神科医が通った道でもある。彼の指導者であるジョン・コノリーは、ハンウェルのミドルセックス州立貧民狂人保護院との関係で有名であるが、ロンドンに自身の私費認可施設を設立するためにその地位を辞職した。同様に、ダウンの同僚でスコットランド人のライバル、ウィリアム・アイルランドは、自身の私費寄宿学校を3施設開くためにスコットランド痴愚児施設を辞めた。ダウンが、自分の新しい施設へ、アールズウッドから金になる私費患者を連れて行って自らの船出を歓迎したのかどうかは解明されていない。だが、今考えてみて、以前アールズウッド白痴保護院に登録されていて、その後ノーマンズフィールド施設に入所した私費患者が数多くいることは、悪印象のようには思えない。1868年には、ダウンは、その経歴の頂点に立っており、いつまでもアールズウッド白痴保護院との関係を続ける意味はあまりなかったようだ。辞職をめぐって生じた困惑については残念に思ったにちがいないが。ヴィクトリア朝時代の礼儀作法に精通している者にとって驚くべきことだが、アールズウッド委員会は、彼の辞任について、年次報告書の中でラングドン・ダウンに感謝のかけらも述べていない。実際、文書館に残されている文書は、ダウンが、施設から私費患者の症例集を無断で持ち出し、それらを戻すことを拒否し、それらは自分の所有物だと言い張っているという委員会の告発に関するもののみであった。

ラングドン＝ダウン家（ノーマンズフィールドの時代に、ハイフンを付けた名字 Langdon-Down を使用し始め、後に息子たちも受け継いだ）には、栄光と悲劇が絶えなかった。私立施設が非常に成功したことで、家長は非常に富裕に、そして影響力ある人物になった。ジョンとメアリ・ラングドン＝ダウンは、４人の子ども――3人の息子エヴァーリー、レジナルド、パーシヴァルと一人娘リリアン――を授かった。娘は2歳で死亡したが、3人の息子は父親の立派な遺産を引き継いだ。新しい富と地位の象徴として、父親は2人の息子、レジナルドとパーシヴァルを、有名なハーロー校に入学させた。そして、彼らは2人ともケンブリッジ大学で医学を専攻した。レジナルドは、まさに父親が50年ほど前に入ったロンドン病院での課程を修了することで医師としての最初の経歴を踏み出し、1894年には王立内科医協会会員の試験に合格する。だが、エヴァーリーは父親のような気力と野心（おそらく知性）に欠けていたと思われ、彼が成人してどのような職種に就いたのかは不明である。1883年8月4日に、エヴァーリーの暗い生涯は、弟レジナルドの手により突然の悲劇的な最期を遂げた。残存している裁判記録によると、レジナルド（当時17歳）とエヴァーリー（当時21歳）はノーマンズフィールドに滞在していて、両親と弟パーシヴァルは不在であった。レジナルドとエヴァーリーは木材加工店で口論になり、その後、エヴァーリーが木製のみで鼠径部を殴られて、大動脈の切断による大量出血で死に至った。けんかを目撃した大工の一人は、レジナルドが兄を直接打ちのめしたところを見ていないと証言し、父親であるジョン・ラングドン＝ダウンの友人で、その現場に最初に来た医師による警察への証言も、大工同様に不正確で回避的なものであった。結局、レジナルドは牢屋に入ることなく、その後の調査は「事故死」という裁決で終わった。(36)

1896年にジョン・ラングドン＝ダウンが、1901年に妻メアリが死去した後、残された2人の息子、レジナルドとパーシヴァルは、ノーマンズフィールドの私立病院の運営を行った。レジナルドは、

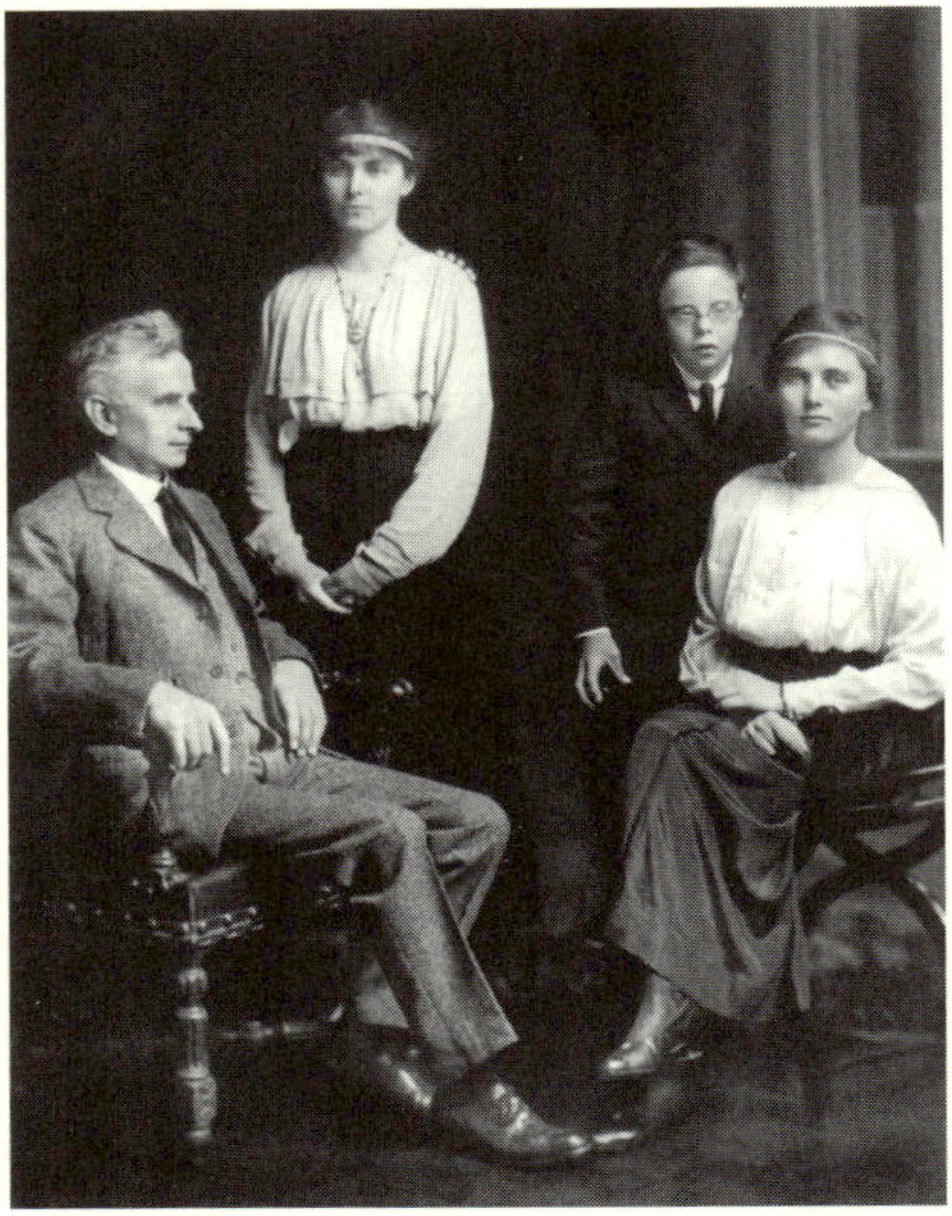

レジナルド・ラングドン＝ダウンとその家族。日付不明［イギリス・ダウン症協会の許可を得て複製］

父親の行っていた診察業務を引き継ぎ、学生への講義を続けた。その一方、パーシヴァルは、施設での診療サービスを統括した。レジナルドは、医学試験に合格後、心身障害の科学研究に貢献したが、その頃には、この障害は彼自身の家族に複数の方向で密接に関係するものとなっていた。すなわち、レジナルドの一人息子のジョナサンが、ダウン症をもって生まれたのだ。それはありえないこととしてほとんど信じられていないが、その少年が施設の入所患者であったことを示す史料が全くないのは確かだ。[37] その一方、レジナルドは、父親と同様、写真に関心があり、息子がノーマンズフィールド施設の庭園で自転車をこいでいるところを撮影している。この本の表紙カバーに掲載されているものは、稀な家族写真である。

ダウンによる蒙古症の記述は、ヴィクトリア朝時代中期の、大脳局所診断と人類学の進化について行われた通俗的・専門的議論の中で考察されなければならない。ダウンが、ダーウィン進化論に子どもの精神疾患に関する自らの研究を結び付け、白痴の専門家に関連する精神の科学を見出そうと努めたことは明らかである。またおそらく不注意なことに、「蒙古人様白痴」を先祖返り、すなわち人種的逆戻りを示すものと理論化したことで、彼や他の白痴保護院の同僚は、新しく生まれた退化主義の言説にも貢献してしまった。19世紀末の数十年間には、優生学運動の誕生へとつながる退化理論と社会進化論がまとまりつつあった。そこから間もなく、知的障害のある人々は、人類学的好奇心の主体ではなく、実験、隔離、断種という暗き運動の対象物になるのであった。

第3章　猿線

1905年、レジナルド・ラングドン＝ダウンは、イギリス精神医学協会の前身である心理医学協会の南東部会の秋会議で、14例の蒙古症について提示した。会議は、彼がいまや共同所有しているノーマンズフィールド施設の敷地にて開催され、その論文は次年度の『精神科学ジャーナル』にて公表された。そこで彼はとりわけ、蒙古症の子どもが高い死亡率を有する傾向にあり、妊娠中の母親の衰弱がこの症状の第一の原因である可能性があると結論付けている。(1) また、当時の彼は、ある特異な方法での調査を始めていた。レジナルドは、1909年に、ジョージ・シャトルワース（かつてアールズウッド白痴保護院で父親の助手を務め、当時はランカスターのロイヤル・アルバート白痴保護院の名誉顧問医師であった）が執筆した「蒙古人型痴愚（*Mongolian Imbecility*）」という論文へのコメントを『イギリス医療ジャーナル』に寄せたが、その中で、多数の患者の手形とダウン症のある人々の手形を比較したのである。

これらが示すのは中手骨と指骨が明らかに短いことで、関節がきわめて柔軟であることが、手のひら上部のゆるみによりその中心部に刻印が生じることによって表されている。骨の構造の異常さに加えて、これらの手形が示すことは、手のひらの骨が異常にふぞろいな点で普通のものとは異なること、また指の主な折り曲げ線が、普通の場合たいてい3本であるが、2本しかないことだ(2)。

レジナルドは、個人的なスケッチのなかに先天性皮膚掌紋異常の証拠を記録することも始めた。その一つが下の図である。レジナルドは、今日「手掌単一屈曲線」と呼ばれているものと、蒙古症と診断された人々を関連付けた。手のひらを横切る単一のしわは霊長類に見られることの多い類型であったため、レジナルドは「猿線（simian crease）」という言葉でこの状態を世に広めたのである。

猿への言及は、20世紀への転換期には保護院業界で下火になっていた疑似人類学的な推論を再び活性化させた。1906年の心理医学協会の会合で、レジナルドは、父親が40年前に初めて発表した、蒙古症は原始人への先祖返りによるものではないかとい

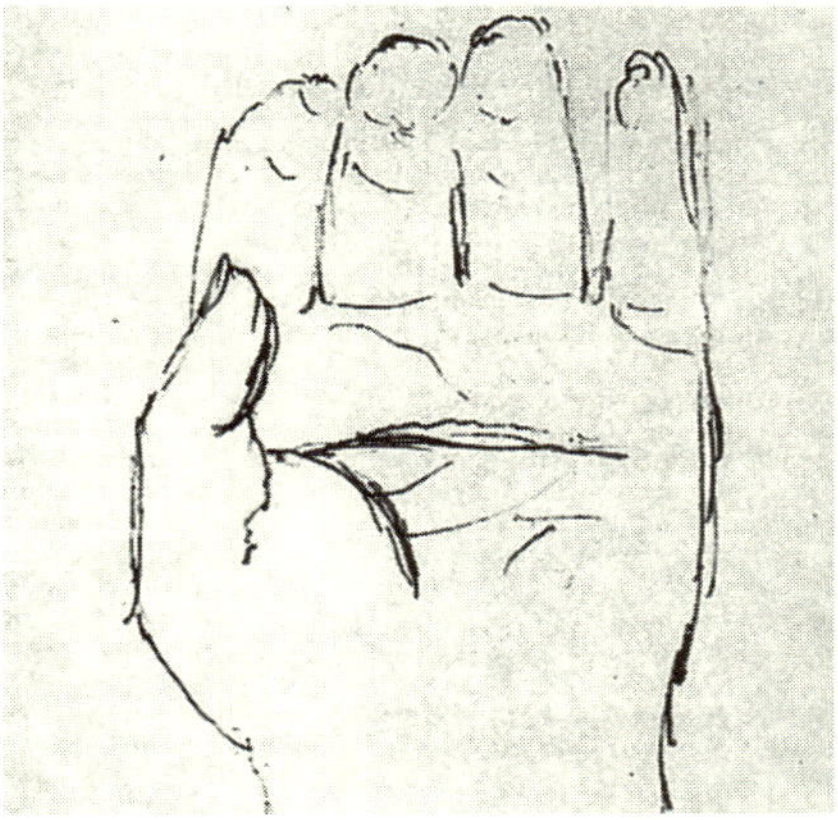

レジナルド・ラングドン＝ダウンによる猿線のスケッチ。1908年［イギリス・ダウン症協会の許可を得て複製］

うテーマを取り上げた。[3] しかし、彼の医学思想を取り巻く社会的・政治的文脈は、父親の時代とは大きく変わっていた。20世紀初頭の10年間で、ヴィクトリア朝時代中期の楽観主義は人類的退化という暗い思索に屈しており、優生学の思想がイギリスやその他の国の教養ある中流階級の巨大な層に支持されていたのである。実際、レジナルドは、１９０９年にイングランドの優生学教育協会の副理事になり、１９３６年まで所属を続けている。本章では、優生学の時代という文脈における、蒙古症に関する見解の変容について取り上げる。すなわち、「精神薄弱」者と国家の軍隊への彼らの適応への関心と人種衛生学が、知的障害者の隔離と断種と根絶という国家政策へと導いたことについて述べる。その一方で、猿線という皮膚紋理への関心は、若いライオネル・ペンローズの興味を刺激するにいたった。彼は、人種的先祖返り理論の最後の痕跡の正体を暴き、遺伝医学という新たな時代への道を示したのである。

精神衛生と蒙古症

１９１０年、イギリス自由党アスキス政権の内務大臣であったウィンストン・チャーチルは、「我々のなかには多くて12万人から13万人の精神薄弱者がいる」と記した文書を閣僚に回覧している。その数字は、前述した精神科医で精神欠陥の専門家アルフレッド・トレッドゴールドがチャーチルに提示した論文から直接、抜粋されたものであった。トレッドゴールドは１９１０年の初め、雑誌『優生学評論（*Eugenis Review*）』に精神薄弱者数の推計を公表していた。[4] 7月にチャーチルは、下院に登院し、「この大きな邪悪の繁殖と生存を防ぐことは、何にもまして重要である」と意見している。[5] 精神欠陥者の明らかな増加が社会に与える意味を憂慮していた政治家や知識人は、チャーチルだけではなかった。フランシス・ゴルトンの講義に出席した経験があったH・G・ウェルズは、「失敗者の断種」を公然と主張していた。[6] 小説家で劇作家のバーナード・ショーは、優生学教育協会で時折、講義を行っていたが、[7] デイリー・エクスプレス（*Daily Express*）紙に「大多数の人々は、その存在をただ単に消し去らなければならないであろう。なぜなら、彼らを世話することは、他の人々にとって時間の無駄であるからだ」と辛辣に語っている。[8] 精神薄弱に関する議論は非常に活発化し、調査に関する国の委員会が、精神薄弱の問題の範囲を特定するために設立された。精神薄弱者のケアと管理に関する王立委員会は4年間継続し（1904‐08年）、その結果、1913年に精神欠陥法が成立した。最初の参考人の中には、レジナルド・ラングドン＝ダウンもいた。

ウェルズやバーナード・ショーの、そして大規模な王立委員会からの刺激的な声明にもかかわらず、イギリスは、蒙古症や、精神薄弱、またはその他の精神欠陥というレッテルを貼られた若者の法定断種に乗り出さない、西洋世界で数少ない国の一つであった。それでもなお、1930年までに、医師、ソーシャルワーカー、教育専門家、政治家、その他の関連団体の強力なグループが、2、3の相互に関連する科学理論と社会的「事実」とを融合した。彼らは、「精神欠陥」が遺伝的に受け継がれ、人口中（特に、貧民層と移民層で）憂慮すべき割合で発生し、売春、犯罪、浮浪のような社会的悪徳につながると確信していた。そして人種的自殺と社会的混沌を食い止めるために国家が介入すべきだと信じていたのである。精神衛生協会、社会衛生協会、人種衛生協会、最も一般的には優生学協会、という様々な名称の地域的・全国的な団体が、施設隔離の増加や、場合によっては断種という形での国家介入の拡大を求めてロビー活動を始めた。20世紀初頭、迫りつつある軍事的対決への緊張感はさらに、「健康な新生児の備蓄」を生み出し維持する重要性を強調した。結果として、西洋世界では多くの母子福祉計画が形成されたが、それは国家の独立を保全し、将来世代の軍事的安全を保障するための計画であった。

歴史家は、20世紀初頭における優生学的な介入には二つの主要な型があると言及している。その一つは、社会を「積極的」優生学によって改良すること（望ましい質を持つ子孫の増加を支援すること）、もう一つは、「消極的」優生学を通じて改良すること（社会の「不適格」なメンバーの繁殖に反対し、生殖を抑制すること）である。積極的優生学では、率先して「優良児」コンテストや、妊婦向けの栄養強化、清浄ミルク運動が行われただけでなく、学童の医学検査がいち早く導入された。しかし、教養ある中流階級が積極的優生学に呼応して家族規模の縮小をくつがえしてより多くの「高品質」の子どもを作り始めるようにという望みは、無駄に終わった。結果として、時代とともに関心は、この社会の「退化」した人たちがもつ高い繁殖力に不安を抱く論説へと移っていった。そこでは特に、「精神薄弱」と大雑把に分類された集団への熱中が高まっていた。精神欠陥者の中で、「蒙古人様白痴」は、消極的優生学におけるターゲットの一つとなり、優生学者からは、その起源が明らかに汚れた遺伝に関係している者たちとみなされていた。だが、知的障害者の隔離と断種には複雑な起源がある。というのもその一部は、一見穏やかで進歩的とも言える社会的処置、すなわち初等教育の義務化の開始の中で生じたものなのである。

精神薄弱の構築

19世紀後半の数十年間、多くの西洋諸国で、義務教育制度が成立ないしは拡大した。イングランドでは、1870年教育法の行政枠組みの中心を地方学務委員会に置いており、1870年から1896年の間に、2500の委員会が設立された。学務委員会は、膨大な数の児童を対象に国の精密な検査を行い、医学的・精神的問題の大きさを明らかにした。長期欠席生徒調査官、教師、学務委員会委員は、健常、「学業遅滞（the backward）」と痴愚の区別方法について要領を得なかった。その解決策として、教育当局は医学界を頼る。前章で明らかにしたように、医学界は寄宿施設での白痴児と痴愚児の訓練を数年にわたり綿密に研究しており、公的な施設収容に関する法律には、医学界のお墨付きが必要とされたのだ。このような医師と学務委員会委員との職業上の重要な関係は、この問題に関するその後の法制化の助けとなっていった。

精神欠陥に関する医療専門家と学務委員会委員との関係の事例として、イングランドの慈善組織協会の活動について見てみよう。慈善組織協会は、1870年代に行ったロンドンの貧民街の調査を通じて痴愚児に関心を持った。労働者階級の家族には保護院の費用を払う余裕がなく、結果として、その多くが扶養家族を養うのにかかる金銭的重荷に苦しんでいた。慈善組織協会は、これを重大な問題ととらえ、1874年に委員会を立ち上げ、「白痴、痴愚、無害な狂人のための充分な設備を作る最善の手段」について検討した。委員長は、自由党議員前マドラス〔現在のチェンナイ（インド）〕総督で、「精神薄弱」問題に関心を持つチャールズ・トレヴェリアンであった。トレヴェリアンの他に、ジョン・ラングドン＝ダウン（当時、ハンプトン・ウィックのノーマンズフィールド施設・施設長）、ウィリアム・アイルランド（スターリングシャー、ラーバートのスコットランド痴愚児施設・施設長）、フレッチャー・ビーチ（ロンドン・ダレンス痴愚児学校）、ジョージ・シャトルワース（ランカスター近郊のノーザン白痴保護院）、さらに不屈の教育改革者であるジェームス・ケイ＝シャトルワースが参加していた。委員会報告は、政府が収容先の施設に、一人の患者に対して一週間につき4シリングの補助金を支援することで責任の一端を担うことを求めた。その報告では、「教育可能」な白痴児と「教育不可能」な白痴児という重要な概念的区別も行っている。委員会は、前者については特殊学校を推薦し、後者については、国による新たな保護院の開設を提案した。慈善組織協会の委員会には、ビーチやシャトルワースとともにモウバリ海軍少将が同席していた。退職士官の彼は、慈善組織協会の活動的な書記であり、実地調査官でもあった。彼は、ロンドン病院医師でロンドン学務委員会顧問医師のフランシス・ウォーナーに、特殊教育監督の必要な大よその数を特定する目的で、無作為で５０００人の児童を調べるように説得した。

２度目のさらに包括的な調査が、ロンドン学務委員会の管轄下の５０００人以上の児童を巻き込んで行われた。ウォーナーは、学校制度の中の「障害児」の数を決定し、適切な施設設備について助言しようとした。彼は、統計的手法で「障害」を「平均または健常から逸脱すること」と定義し、単なる学業遅滞から重度の障害である白痴にいたるまで、幅広い範囲の障害について詳述した。シャトルワース博士とフレッチャー・ビーチ博士の助けを借りて、彼は５０００人中の２３４人が精神薄弱であるという結論を出した。ロンドンの80万人の児童にあてはめるなら、特別な配慮が必要な児童数は約３０００人であった。「そうであるなら、この問題は国家にとって重要である」とウォーナーは意見した。[9] この医師によれば、これらの児童が未来の社会に及ぼす有害な影響を防ぐために、精神薄弱児の社会的監督は重要なことであった。彼は、王立内科医協会に次のように警告した。「国家医療の到達目標は、発育、栄養、知的能力の潜在性を改善することであり、……人々がもつ退化へ向かう原因を除去することで、犯罪、貧困、社会的失敗を減らすことである」。[10] 慈善組織協会が出版したウォーナーの研究による二つの小冊子『精神薄弱の児童と大人（*The Feeble-minded Children and Adult*）』（１８９３年）と『癲癇と身体障害の児童と大人（*The Epileptic and Cripple Child and Adult*）』（１８９３年）は、児童の疾患に関心を持つ非医学者集団に向けた一般的なパンフレットであった。

医師と地方学務委員会の協力により、知能検査の最初の形が生まれた。ロンドン学務委員会は、視官を通じて、各地区から精神薄弱と思われる児童を教師の推薦のもとで集めた。そして医官が児童を調査し、精神薄弱認定の可否を判断した。知的障害と認定された児童は、ダレンス痴愚児保護院に送られた。健常であるとわかれば、その児童は教室に戻された。知的障害とは認定されなかったが、通常の教室では適切な教育を受けることができないと医官と教師によって判断された児童の場合、市の特殊教育学級に送られた。一つの痴愚児保護院と26の特殊学校があったロンドンとは違い、より小規模な学務委員会にはそんな余裕がなかった。１８９７年まで、イングランドの６学区にしか特殊学校はなかった。

より小規模な地域では教室を別にすることで事足りていたし、大多数の地域（たいていは地方だが）に分離した施設が一つもなかった。

19世紀末には、アメリカ合衆国で最初の公式な特殊教育学級が、ロード・アイランド、プロヴィデンスに（1896年）誕生した。特殊教育学級は20世紀初めに急激に増加し、マサチューセッツ州スプリングフィールド（1897年）、シカゴ（1898年）、ボストン（1899年）、ニューヨーク（1900年）、フィラデルフィア（1901年）、ロサンゼルス（1902年）、デトロイト（1903年）、ワシントン（1906年）に開設された。[11] 1913年には、アメリカの100以上の都市に特殊学校と学級があり、その数は1923年までに60以上増えている。1923年の推定では、3万3971人の生徒が特殊教育課程に所属していた。[12] 特殊学校開設はイギリスの旧植民地にも波及し、ニュージーランドで最初の精神欠陥児向けの寄宿学校が、1908年に、ノースオタゴのオテカイケに設立された。また、普通学校内の最初の特殊学級が、1917年にオークランド普通学校に開設された。[13] 精神薄弱児と、その数の推定への関心の高まりは、20世紀への転換期に沸き起こった大きな趨勢、すなわち、人口における精神欠陥者の量的な推定を確立したいと願う国家指導者の欲望と並行していた。このような調査の発端は、19世紀における市民登録の開始と国勢調査の進展に遡る。1871年以降、イギリス圏――イングランド、ウェールズ、オンタリオ州（カナダ）、ヴィクトリア州（オーストラリア）、ニュージーランド――では10年ごとの調査に、現住所に聾唖者、盲者、白痴、痴愚、狂人が住んでいるか否かを世帯主に問う項目があった。合衆国では、第8回アメリカ合衆国国勢調査（1860年）から、世帯主が「狂人」であるか否かという質問が加わり、１８８０年からは、この質問に、それが終生の障害であるか否かという質問が補足された。

非常に不正確な認識であったが、これらの国勢調査と地方学務委員会の調査により、精神薄弱や他の精神欠陥とされた者の数に関するデータが提供された。その数は１０００人あたり１・２人から１・７人の間で上下していた（比較としては、ウィリアム・アイルランドが、医学書『精神欠陥（*Mental Deficiency*）』（１８９８年）で２０００人につき２・０人の割合であると推測した数字がある）[14]。学童の調査はこうした国勢調査の中心であったので、当然のこととして学務委員会が実施、または利用した調査では、１０００人につき10人と高く見積もられていた。その数字を、イングランド障害児・癲癇児部局委員会は引用している（その報告書はアイルランドの本が出版された同じ年に出版されている）。また、数字の見積もりの幅は、その数を使用する政治団体の影響を明らかに受けていた。上述した、１９０４～０８年の「精神薄弱者のケアと管理に

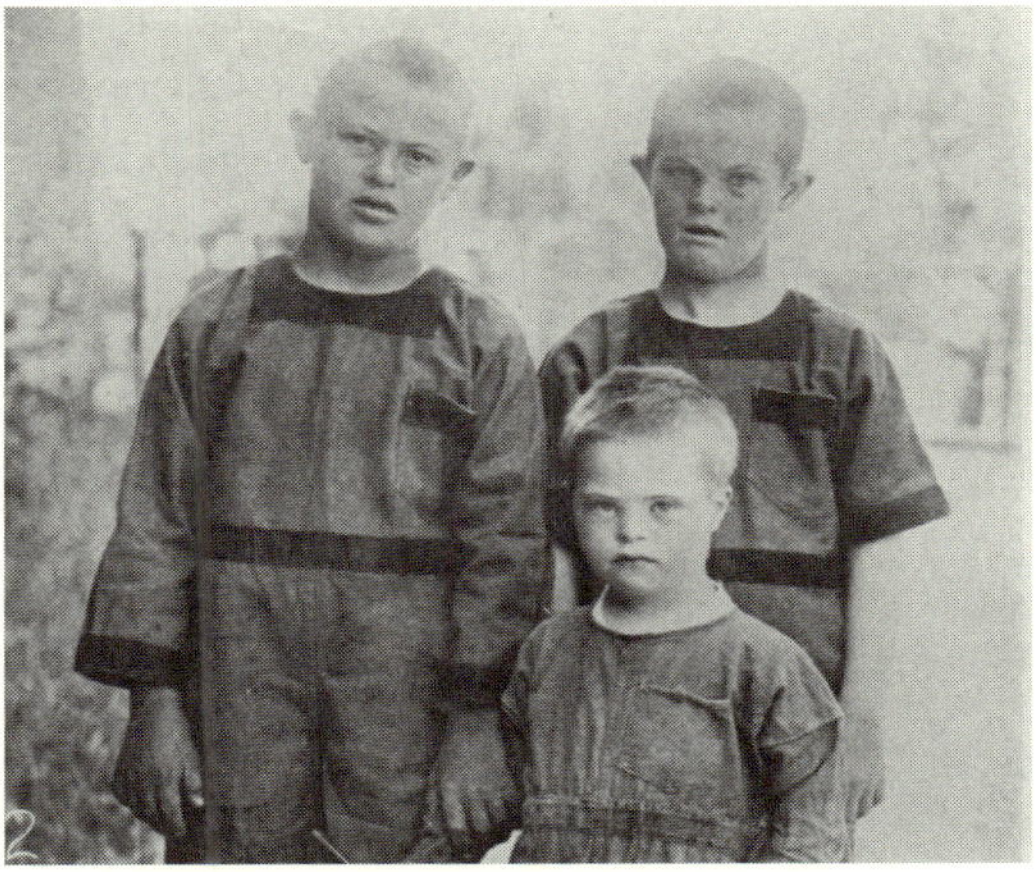

アメリカの精神薄弱児施設の少年たち。1928 年［Kate Brousseau, *Mongolism*, 1928より。Lippincott, Williams & Wilkinsの許可による］

関する王立委員会」は、精神薄弱の発生率を確定させることに没頭し、学校当局者や医師に対して人口における正確な発生率を厳しく問い詰めた。だが、結果的に、多様な医学的分類に幅がありすぎることと「家族の中の白痴の存在を隠したいと思う自然な気持ち」のために、その仕事の多くがとても無益であったことを認めた。[15] ニュージーランド女性評議会の推定も上記の推計と等しいものはほとんどなかった。この団体は、1923年に、ニュージーランドの児童のうち37％が精神薄弱の部類に入るとみなし、彼らのための施設の増加を求めていたのである。[16] 時代を経て、精神薄弱の概念が幅広く普及すると、学務委員会委員は、教室から学習困難児を除外することで不安を軽減したいと願う多くの教師の支援を得て、特殊教育の権限を広げようとした。このように、20世紀の医学史（特に精神医学史）上お馴染みの方法で導入された言葉（狭義の意味で使用されることもある）は、より自由に用いられるようになり、多くの人がその範疇に取り入れられて、発生率の明らかな拡大につながったのである。

医学的分類が社会的・文化的要請で拡大して変容する過程は、スコットランドの特殊教育の拡張において明確に示されている。1920年代、「精神薄弱者のケアと管理に関する王立委員会」にならって、地方学務委員会委員は精神薄弱の児童の数を算定し始めた。たとえば、スコットランド教育部局は、分離教育施設を必要とする学童の範囲を分析するために、学校医官のネットワークを利用している。彼らは総計で5000人の児童を確認したが、主要都市のグラスゴーやエディンバラでは、その発生率はより高かった。都市で高い数値を示したことは、人口密度の高い地域にはより大規模な医療・教育機構が設立されていることの表れである。この場合には、地方の医官は、伝統的な診断アプローチを用いて、知的能力と教育力の程度をいくぶん主観的に決定していたのである。１９２０年代後半と１９３０年代の一連の調査では、精神欠陥で特殊教育が必要であるとされた人々の割合がしだいに大きく報告されるようになった。

精神欠陥児の認定数が急激に増加するに伴い、地方官は19世紀に開設された、費用のかかる白痴保護院に代わるものはないかと模索し始めた。そして施設コロニーが、20世紀初頭の精神薄弱者のケアの新たな形、すなわち彼らの自己充足を目的とした施設として宣伝されるようになった。１９０３年にマサチューセッツ州で最初に登場したコロニー・システムは、１９２０年代にニューヨーク州にローム州立学校を設立したチャールズ・バーンスタインのもとに大成功をとげた。コロニー・システムとは、大きな寄宿型施設で、精神欠陥の程度に合わせて組織された小規模単位の複数の施設で構成されていた。ニューヨーク州とマサチューセッツ州では、コロニーは物理的に別個の施設として開設された。一方、南部を含む他の州では、主要な施設の敷地に、こうしたコロニーが付設しているところが多かった。その主な目的は、精神薄弱者を、さほど制約のない（費用のかからない）環境で自活できるように訓練することであった。

同じ要請のもと、１９２０年代のニュージーランドには、農場・授産コロニーが開設された。１９２４年にニュージーランドで行われた精神欠陥者と性犯罪者の調査では、こうした授産コロニーが、手工品や靴や花を売って資金を得ることで、被収容者の潜在能力を高め、また政府の支出を減らすことができると断言した。(17) だが、コロニーという穏和な名称を持ち、また前の時代に建設されたヴィクトリア様式の大規模な施設建築物よりも魅力的で家庭的な雰囲気の邸宅構造であったにもかかわらず、新たなコロニー・システムが伝統的保護院と大きく異なるかというと、いくつかの理由で疑問がある。被収容者は、保護院と同様に、分離・隔離されていたし、症状別、また男女別に担うべき職業が決められていた。若い男性は農業と半熟練作業に従事し、若い女性は家事労働の訓練を受けていた。結局、コロニーは、地方行政機関と慈善団体にとって、特殊学級から特殊学校、コロニー、さらに本式の保護院までといった数多い選択肢の中の一つであった。よって、コロニーは、医師や医学教育者の精神薄弱者研究の場となって、各種の精神欠陥を世に広め、時に競合する様々な分類体系が作り出されたが、その中で、蒙古人様白痴は重要なサブカテゴリーとなったのである。

知能検査

しかし、知的障害児の隔離には、普通児と精神薄弱児とを区別することのできる科学的道具の存在が前提であった。知的能力の非公式な判断法は数世代前からあったが、20世紀に入り教育心理学の勃興は科学的かつ客観的とみなす標準的道具を提供した。そのようなアプローチを開拓した一人に、アルフレッド・ビネーというフランスの心理学者がいる。彼は、法学の学位を取った後、自然科学を勉強し、カリスマ的な医師ジャン＝マルタン・シャルコー（1880年代、催眠術とヒステリーの研究で高く知られていた）のもと、サルペトリエール病院で職を得るという奇遇の持ち主であった。ビネーは、有名だが悪名も高かったサルペトリエール病院の付属研究所にて心理学研究を行った。彼は、その後１８９０年代にソルボンヌ大学に移り、実験心理学研究所にて、１９１１年に死去するまでの20年間にわたって研究を続けた。ビネーは、心理学の公式な訓練を受けなかったが、前の世代が西洋の教室で学童たちに行ってきたことを体系化し始めた。すなわち、年齢ごとに通常は実行可能な単純作業を基盤にして、知的能力を査定するという方法を編み出したのである。彼の研究グループは、児童のランク付けを可能にする一連の作業を開発した。つまり、彼は、パリの学校に通う児童の中から全く「普通」とみなされた子どもたちの手を借り、特定の年齢層における年齢ごとの標準の知的能力を表す尺度を作ったのである。何度も反復して行われるこのテストでは、しだいに難しくなる30の作業を行うことで、児童の精神年齢が測定された。このテストは20世紀初頭にフランス学校制度で幅広く使用されるようになる。当時、ビネーは、テストを精神欠陥児向けに改良するために医師のテオドール・シモンと協力した。後にそのテストは、ビネー・シモン知能検査と命名された。それ以降、精神年齢という言葉が、ケイト・ブルソーの『蒙古症（*Mongolism*）』（１９２８年）[18]やペンローズの『精神薄弱の医学（*The Biology of Mental Defect*）』（１９４９年）のような標準的医学書に取り入れられた。ペンローズの本によると、ダウン症の施設収容患者の平均ＩＱ〔Intelligence Quotient の略語で、知能指数を意味する。知能検査の結果を表す数値〕は、20～25であった[19]。知能検査は国家も利用し、アメリカ合衆国やイギリスで新兵を評価する一連の心理テストの一部として、第一次世界大戦中に初めて使用された。

ビネーにとって、こうしたテストは、児童の全能力の教育を進展させるための実践的な道具であった。しかし、出来上がった知能検査は、優生学者によって精神欠陥者を識別して隔離するための道具として取り入れられた。たとえば、１９０８年に、有名なアメリカの心理学者、ヘンリ・ハーバート・ゴッダードは、欧州旅行中にこのテストに出会い、アメリカ人向けにその測定法を英訳した。その検査は、スタンフォード・ビネー式測定法（スタンフォード大学心理学者ルイス・ターマンが標準の分布曲線上にＩＱを配置したもの）と形を変え、それは医師や教育者が児童の集団を区別するための優れた道具となった。これ以降、ＩＱ１００が標準値となり、教育専門家はどこまでの範囲を普通児に含めるか（つまりいくつから下を知能が低い者とするのか）を議論した。その後、70以下の値を示した者を、精神薄弱者、後には、精神遅滞者とみなすことで意見はまとまる。それ以降、蒙古症患者はその知能を、数値を基準に評価されるようになり、診断と教育、隔離の科学的正当性は高まったのである。またその結果、精神科医と教育家は、軽度・中度・重度と、知的障害の程度を等級分けするようにもなった。

ビネーは、知性は複雑であり、単純なランク付けに要約できるものではないと警告していたが、彼が作り出した測定法は、イデオロギー目的のために即座に利用された。たとえば、ゴッダードは、アメリカ合衆国で彼自身の優生学的指針を実行するために新たな知能検査を使っている。彼は、精神薄弱は驚くべき確率で増えており、これは選び出された家族の中で退化が急激に増えていることが原因であると考えた。１９１２年に、ゴッダードはある架空の物語を本にして出版し、反響を呼ぶ。実話に基づくとゴッダードが主張したその著作は『カリカック家――精神薄弱の遺伝の研究（*The Kallikak Family: A Study in the Heredity of Feeble-mindedness*）』[20]という短編で、ある施設にいるデボラ・カリカックという仮名の少女と、彼女の存命の親族、また死亡した親族についてのお粗末な寓話であった。[21] デボラは、救貧院で未婚の母親から生まれ、精神薄弱であるとの理由から、1910年にヴァインランド訓練学校に入れられた。ゴッダードは、デボラの身内を探し出し、退化した先祖にたどり着くことで、数世代の「欠陥状態」を理解することができると主張した。カリカック家を例にとり、ゴッダードは、社会の特定階級の中で生殖が野放しになっていることは、社会に深刻な結果をもたらすことを示そうとしたのである。彼の信念では、この本は、遺伝が精神薄弱を決定するうえで主要な役割を果たすこと、そして、ただ一人の者でも、野放図に生殖を行うことで、数世代にわたって堕落者と犯罪者を生み出せることを明らかにした。ゴッダードの物語には、アメリカで数世代前に出版された別の本にある、不名誉なジューク家の話を模倣している点がある。ジューク家については、R・L・ダグデールが、ニューヨーク州は「1200人強のある一族によって、75年にわたり120万ドル以上の損失」に見舞われていると主張した。[22] 以上の文献、また流布されたその他の論文は、歴史家が19世紀末に増加した退化主義に関する著述と見極めたものの一部にすぎない。遺伝と精神薄弱との関係と、精神薄弱と犯罪との関係の申し立ては、精神欠陥者の無制限な生殖に対する政治的態度の硬直化へと融合していった。人種的自殺を食い止めるために何かをしたいという強い願望は、20世紀初頭に明白さを増し、生殖の制限という積極的介入の増大という形で現れた。

精神薄弱の断種

アメリカ合衆国では、精神薄弱者と精神病者の非公式な断種が、1890年代に早くも始まった。だが当時、それを認めた法律は存在しなかった。アメリカにおける最初の公式な断種法は、1907年にインディアナ州で施行され、いくつかの州が第一次世界大戦末までに同じような法律を通した。ある歴史家は、これらの州の中には断種法に刑罰的意味、つまり「ある種の性犯罪に対する因果応報」の意味合いをこめたところもあると主張している。[23] だが、これらの条項は後に削除され、法律の焦点は不適格な両親や犯罪者予備軍と思われる個人の再生産を抑制することに当てられた。また精神病者の断種は、特に精神病院内で患者の攻撃的振る舞いを抑え込む手段として無規律な状態で実施されてもいた。しかし、数年で、こうした性的犯罪への対応を目的としていた法律の多くは撤回され、精神薄弱者の断種のための新たな理論的解釈が必要とされた。[24]

新しい理論的解釈は、その大半が、厳密な刑罰目的よりも優生学的な目的で形成されている。1920年代と1930年代までに、アメリカの州立施設は患者で溢れかえっていた。被収容者数の急激な増加は総人口の増加によることも大きかったが、割合で見ても非常に上昇していた。現在の視点から見ると、報告書に公表された被収容者数の驚くべき伸びは加工された統計数であり、精神薄弱という新しい医学的分類の拡大や、初等教育義務化により児童の調査が高度化したこと、また知能検査の使用や、施設ケアの文化的受容と要求が高まっていたことがその背景にあると結論付けられるだろう(25)。しかし、当時の被収容者数の増加は、精神薄弱者を援助するために多数の貧民収容施設を設立した社会福祉国家の誕生によるところもある、という見方が増えつつあった。これらの施設は自然淘汰に逆行する不自然な状態を引き起こすと主張する批判者もいた。生存も繁殖もできなかったはずの者たちを生き延びさせ子孫を増やすことになるのだからと言うのである。

優生学者とこれに同調する者の中には、人口自滅という危険な崩壊に対する解決法をめぐり、意見の違いがあった。施設収容には性的隔離（施設職員による性的虐待はもちろん含まれない）という意味もあった。しかし、公式施設収容にかかる費用は巨額で、特に大恐慌の発生後、政府に重くのしかかった。その唯一可能な解決法は、精神障害のある被収容者を保護観察のもとで退所させることであった。だが、施設収容の合理的解釈の中には、精神薄弱者を社会から隔離し、その増殖を防ぐことが必要だというものがあった。混雑した施設は、精神薄弱者が施設収容が必要な人間をさらに生み出すという「連鎖を断ち切る」方法を必要とした。つまり、彼らの生殖を管理するということは、その発生を防ぐ一つの方法だったのである。アメリカ合衆国でコロニーと仮退所制度を始めた人物の一人、チャールズ・バーンスタインは、断種について曖昧な立場であったが、多くの施設では、「保険」として断種を実施しつつ、仮退所制度が徐々に導入されていった。１９３０年代初頭、断種は一部で、退所または仮退所する予定の被収容者に必要な手続きと考えられ、施設の外側の多くの場所において求められていた。しかし、断種は、生殖という繊細な領域における、基本的な市民的自由の原理からの逸脱であるとして一つの論争の的であった。

　アメリカ合衆国で断種が必要だと鑑定された最初の患者は、施設入所したばかりのキャリー・バックであった。彼女の親族も明らかな「低能」であったが、彼女は１９２４年に私生児を産んだ。バックを断種する命令は１９２５年にヴァージニア州の二つの裁判所で支持され、１９２７年に合衆国最高裁判所は、ヴァージニア法令は連邦憲法ガイドラインに沿うものとの裁定を下した。キャリー・バックは、その結果、優生学的な目的で断種された。この「バック対ベル裁定」が言い渡された後、ミシシッピ州、ノースカロライナ州、サウスカロライナ州、ジョージア州など、数州で同じ法律が施行された。(26) 第二次世界大戦の勃発までに、アメリカの31州が、法律上、精神薄弱者の断種を認めた。(27) 精神病患者を選択して断種する北米の動きは、１９３０年代初頭のドイツの状態に明らかに類似している。実際、「精神的不適格者（the mentally unfit）」〔精神障害のために自らの世話をできない、または生産的活動を行えない者であり、精神欠陥者が含まれる〕の断種を認めたドイツの公的な法律は、「よりよき社会を作り出すための国家権力の先見的な使用」として当時、アメリカの共鳴者によって賞賛されていたのである。(28)

　カナダの優生学者は、アメリカ合衆国の優生学者と多くの点で類似していた。合衆国と同様に、カナダの精神衛生支持者は、精神病や精神欠陥と報告される割合の明らかな増加や、費用のかかる精神医療施設の容赦ない拡大、そして犯罪と社会的不安がいつまでも続いていることを非難していた。そしてアメリカ人と同じく、多くのカナダ人も——特にイギリス系やフランス系の者は——南欧やアイルランド出身の貧しい大規模な移民家族への懸念を強くしていった。このように、カナダの優生学的言説は移民への関心を源とし、その主張者は、新移民の知能検査を軸に、潜在的な新カナダ人を評価（および拒絶）することに一定の成功をおさめた。過激なカナダ精神衛生委員会は、退化した精神欠陥者とその家族の生活を描写した展示物を集めた展覧会を国中で開催し、それによって蒙古症やその他の「白痴」が持つ邪悪さへの認識を高め、断種と移民規制法を求めた。左の図版は、一般大衆を啓発するためのポスターの一つで、「蒙古人型痴愚（Mongolian Imbecility）」という分類が確認できる。[29] カナダ精神衛生委員会は、蒙古症を、退化と生殖の抑制不能とを示す唯一の例と位置づけ、人種的改善を目指す優生学運動のために大規模な科学的調査を求めた。カナダは移民資格の否定の条件に蒙古症を挙げていたが、それは20世紀後半においても継続した。[30]

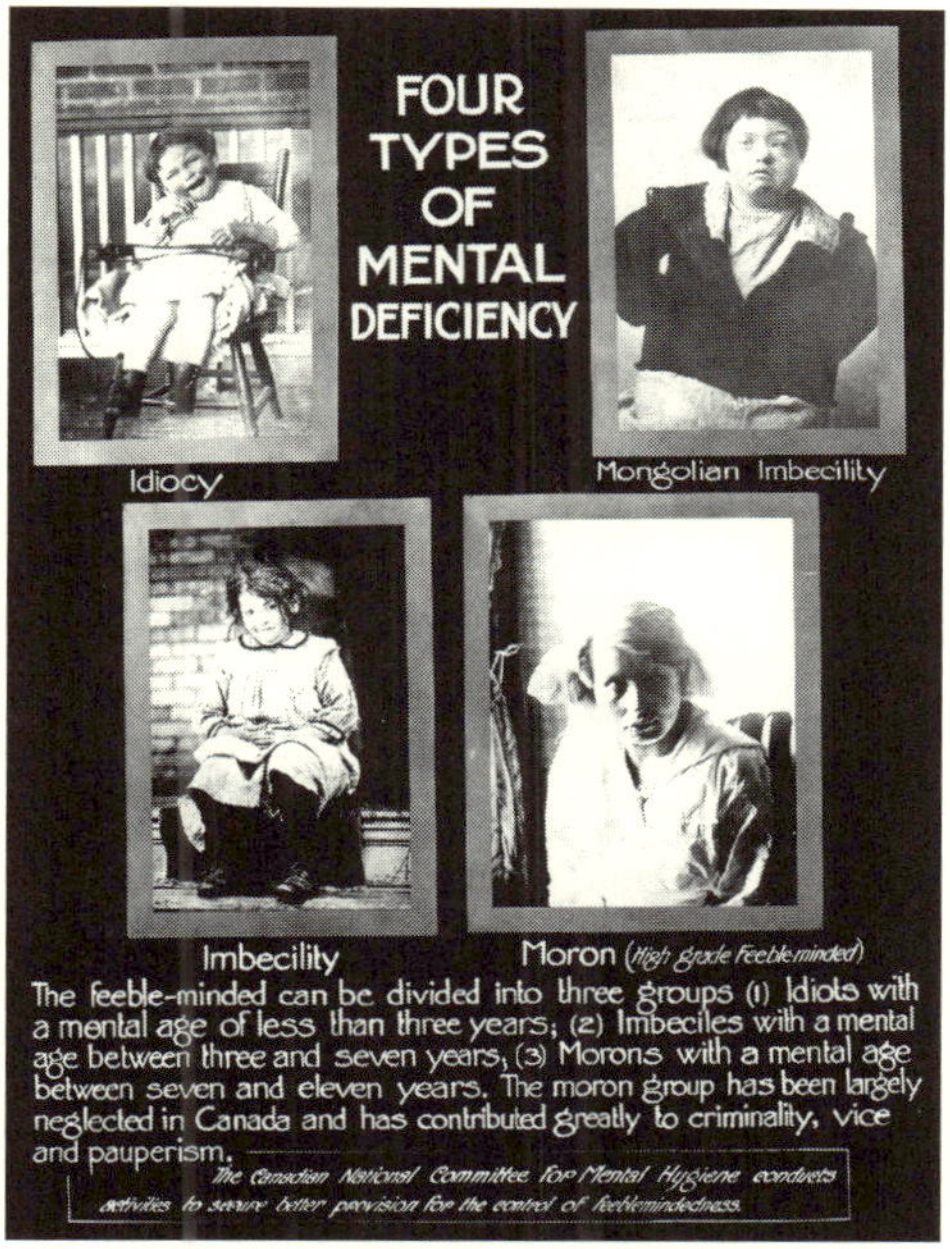

カナダ精神衛生委員会が作製した、蒙古症を含む「精神欠陥の型」を示すポスター。1920年［The Archives of the Centre for Addiction and Mental Health (CAMH), Toronto, Canada の許可を得て複写］

　しかし、カナダが合衆国と違っていたのは、カトリック教会が――特にオンタリオ州、ケベック州、マリタイムス州で――権力を持っていたことである。カトリック教会による反対が、多くの州が断種の法制化を実施しない主な理由であった。ブリティッシュ・コロンビア州やアルバータ州では、カナダの他の州よりカトリック信者の数が少ないため、断種を求める法律を通すことが容易であった。[31] アルバータ州は1928年に断種法を成立させた最初の州である。[32] これはバック対ベル裁定の直後であり、当時の合衆国では、数州で断種法の施行に向けて取り組みが進んでいるところで、アルバータ州での法案審議においては、合衆国での取り組みについて数多くの議論がなされた。最初のアルバータ法案では、精神病施設から退所した人々の断種の権限が優生学委員会に与えられていた。しかし、1937年と1942年の改正法によって、断種の対象者が精神病施設から退所した人々以外にも拡大された。[33] ブリティッシュ・コロンビア州では1933年に同様の法律が成立したが、法律はほとんど運用されず、200人から300人が断種されただけであった。[34] だが、アルバータ州では、4725人の断種が許可され、そのうちの2822人が、1972年の法律失効までに断種を実行されている。[35]

多くのイギリス圏諸国での裁判権の曖昧さは、ニュージーランドやオーストラリアでも見受けられる。オーストラリアでは、優生学への関心は主に「原住民問題」と、「アジア人の侵略」への対抗措置としての北部地域の人口拡大とに関連するものであった。[36] ニュージーランドの断種法の施行へのためらいは、おそらく、この問題をイギリスの研究に依存していたことと、イギリスの社会規範に強く執着していたことに由来するであろう。ニュージーランドの精神欠陥者に関する1924年調査は、精神薄弱者の断種は生殖の制限に役立つかもしれないと認めつつ、断種が性的逸脱と性病の拡大を止めることはできず、むしろ助長する可能性もあると警戒した。議員は、ニュージーランドが「断種を真剣に考慮した最初の自治領である」と豪語したが、断種と「ある種の人々」の結婚の制限を求めた改正案は否決された。(37) 国家が認めた断種政策は、決して英語圏に限定されるものではなかった。１９２０年代と１９３０年代に、ダニエル・J・ケヴルズが「改良優生学」と呼ぶものが、医師、政治家とその他の専門家の中で必要だとみなされ始めていた。(38) スカンジナビア諸国全体で、各々の国の状況が異なるにもかかわらず、断種は、それが人種の生物学的性質を改善するわけではないにしても、社会にとって有益だと感じられていたのである。

上述したように、ドイツでは、１９３０年代初期に、北米と他の西洋世界の州や地域で展開されていた施設収容と断種計画の多くが採用された。しかし、ドイツの人種的純潔政策は、他の地域で実践されていた対策よりもその範囲と程度においてはるかに急進化していき、直接的に言えば知的障害者の根絶を目指すT‐４作戦「安楽死計画」は、優生学における史上最も暗黒で残虐な形となった。

断種から根絶へ

T‐４作戦は、ドイツの様々な精神病院に長期入院していた人々を「安楽死させる」ためにナチス政権のもとで開始された。(39) ヒトラー自らがこの計画を許可する内部文書が、１９３９年９月１日、ナチス総統官房長フィリップ・ボウラーと、彼の主治医カール・ブラント博士に送付されている。その文書により、ボウラーとブラントは、特定の医師の権限を拡大し、健康状態に関する最良の医学的判断によって治療不可能とみなされた患者には「情けの死（Gnadentod）」を認める、という計画の責任者に任ぜられた[40]。1939年10月に開始され、1941年8月に終了したT‐4作戦で、学説により様々な推計があるが、7万人から9万5000人の精神・身体障害のある大人と5000人の児童が殺された[41]。

T‐4作戦には長い歴史がある。社会進化論と人種衛生学は、ナチス国家が形成されるはるか以前、19世紀に遡るドイツの社会・医学思想の一部であった。ナチス党は、権力掌握以前から掌握後にわたって、民族国家の洗浄を訴え続け、ユダヤ人やジプシー、精神障害者、アルコール依存症者、怠惰な者、様々な社会集団や、宗教集団、民族集団を狙い打ちした[42]。1933年7月14日、ナチス党は遺伝病根絶法（Gezert zur Verhütung erbkranken Nachwuchses）のもとで、精神分裂病と癲癇および「痴愚」の状態の者に対して強制的断種を許可した。内務大臣のヴィルヘルム・フリックの管理下、特別遺伝健康裁判所（Erbgesundheitsgerichte）の助けを借りて、1933年から1939年までの間に、同法のもとで約36万人の断種が実行された[43]。1930年代、精神・身体健康施設は予算カットの圧力下にあり、精神欠陥者はいっそうドイツ社会から排除されていく。ヒトラーは長年、安楽死を支持していたが、残された記録にある彼の多くの記述によれば、断種されたとしても、精神病や知的障害のある大人は、国家がケアをする必要があり、人員と富を使い果たすと彼は考えていた。しかし、ヒトラーは、世論は公式の安楽死政策には頑固に反対するだろうと認識していた。1939年になってついに、戦争がナチス指導者に大規模な根絶政策の遂行に必要な口実を与えたのである。ヒトラーは1935年に、全国内科医指導者ゲルハルト・ワグナーに繰り返し話していた。「戦争が始まれば、私は安楽死問題に着手し、それを実行するだろう」[44]と。

障害のある人々の組織的な「安楽死」計画は、戦争勃発前に始まっていた。1939年5月、重い身体障害のある子どもの親が、子どもを殺す許可を求める手紙をヒトラーに送っている[45]。ヒトラーは、その返事として、主治医のブラントを派遣して少年を診察させ、他の医師との相談後に彼を殺させた。1939年初頭の非公式な会談後、ブラントの行動にならって、「重篤な遺伝的・先天的疾患の科学的登録件数に関する全国委員会」が、ブラント、ボウラー、親衛隊上級大佐ヴィクトール・ブラックの指導のもとに創設された。全国委員会は障害のある子どもの死を許可し、両親の同意は、当局が彼らを欺いたり脅したりしたために、すぐに無意味になった。1939年8月18日までに、医師と助産師は、遺伝病を持つすべての子どもを、特別な書式によって全国委員会に報告するように求められた。その病気の中には、他の分類に交じって「白痴や蒙古症」が含まれていたのである。マイケル・バーレイは、ナチスが安楽死計画を始めたのは、ある症例（たとえば、先に挙げた事例）においては親が当局に嘆願したためで、したがって殺戮はほとんど抵抗なく開始されたと述べている[46]。子どもの殺害には3人の医師の承諾が必要であり、医師と自治体と全国委員会の綿密な協力が、計画の「成功」において不可欠な前提条件になった。当初は、3歳児以下の乳幼児がターゲットになったが、戦争が始まると、年長児や大人も含まれた。特別殺戮センターに送られた子どもは、特殊なケアが必要なために病院に入院させると告げられ、収容した数週間後に医師と看護師が、餓死させるか薬物過服用、まれに致死注射によって子どもを「処置」する許可を下した。親たちは、子どもは「肺炎」で死んだと後に知らされた。(47) 少なくとも５０００人の子どもが、22の殺戮施設で以上の方法で殺されたのである。(48)

１９３９年10月15日には、すべての健康管理施設は、身体障害・精神障害のすべての患者数を記録し、国に登録することが義務付けられた。国家登録は、戦争への従事能力の可否を判断するためであると信じた、様々な施設の医師たちは、労働や軍事奉仕から患者たちが免れることを望み、彼らの無能力をひどく誇張することも多かった。(49) 政府から信頼された（たいてい若手の）専門家たちは、症例簿を検討し、３人の医師の承認を受けた後、患者を「安楽死させる」か否かの判断を下し、安楽死させる者には――誰もじかに患者を見ることはなく――名前の隣に赤い十字架を書き、そうでない者には青いマイナス記号を記した。患者は、当局によって連行され――たいていの患者が起こったことを即座に理解して恐怖の感情を出す場面である――殺戮センターに送られたが、家族がその運命を知ることはなかったのである。最初は致死注射が使用されたが、ヒトラーの提案で、ブラントと彼のチームは一酸化炭素ガスによる殺害を開始した。１９４０年1月に最初のガス使用があり、１９４０年のうちに約3万５０００人の患者が、ブランデンブルク・アン・デル・ハヴェル（ブランデンブルク）、グラフェネック（バーデン・ヴュルテンブルク）、シュロス・ハルトハイム（オーストリア）、ゾンネンシュタイン（ザクセン）、ベルンブルク（ザクセン・アンハルト）、ハダマル（ヘッセン）の施設で死んだ。１９４１年に、ブランデンブルクとグラフェネックでの作戦は、その地域で見つかった犠牲者をほぼ片付けたので停止されたが、残りの施設で、殺害は継続された。Ｔ‐４作戦がヒトラーによって公式に停止される１９４１年夏までに、さらに3万5000人が殺され、合計で少なくとも7万人の犠牲者が生じたのである。[50]

カトリック教会と地域コミュニティ、そして何が起こっているかを知った家族からの抗議が増えたため、ヒトラーは1941年8月にT‐4作戦の公式な停止を命令したが、非公式にはそれは戦争の終焉まで続いていた。T‐4作戦に参加した医療関係者の多くは、ユダヤ人問題の最終解決を遂行するために即座に東へと移動した。研究者は、T‐4作戦によって、1939年から41年にかけて7万人から9万5000人が殺害されたと推測している。[51] T‐4作戦は中止されたにもかかわらず、知的障害者は戦争終結まで「安楽死」され続けた。しかし、これは決して組織立ったものではなく、ハダマルやメセリッツ・オブラヴァルトなど、いわば「野放しな」安楽死センターで、主に地方主導のもとで実施されたものである。研究者の中には、犠牲者の数は1941年から45年においてその2倍に上るだろうと推量する者もいる。[52] 1946年から47年の、戦争終結に伴う医師裁判において、アメリカ合衆国による軍事法廷は23人の医師を裁き、ブラントとブラックを含む7人に死刑を宣告した。ボウラーは身柄拘束中に自殺した。

従来の歴史学は、ナチスの医師裁判と戦争犯罪裁判の結果生まれたニュルンベルク綱領を、知的障害のある人々の処遇の重要な分岐点と捉えてきた。すなわち、西洋世界が優生思想とその実践の行き過ぎへの恐怖にひるんだこの瞬間が、将来に影響を及ぼしたというわけである。しかし、近年の歴史学者は、この説明はあまりに単純であると結論付けている。国の許可による断種と優生学的実践は、北米、欧州、南米で第二次世界大戦後の数十年間、継続した。たとえば、北欧諸国では、優生学が1970年代まで国家の支援のもと幅広く実践された。[53] 1934年から1975年の間に、合計で6000人のデンマーク人、4万人のノルウェー人、6万人近くのフィンランド人、6万人のスウェーデン人が断種された。[54] 日本では、1948年の優生保護法の中で、女性本人または配偶者の4親等内の血族関係にある者が、重い遺伝性疾患や精神病、障害などを有している場合、女性の不妊手術が認められた。驚くべきことに、日本では、精神病と知的障害に関係する断種法が、1996年まで完全には廃止されなかったのである。[55]

ライオネル・ペンローズと遺伝学の夜明け

ナチス党がドイツで権力を握った同じ年、クエーカー教徒の医学卒業生でチェスの熱狂的ファンである若者が、ある画期的な論文を発表した。それは洗練された数学を用いて、蒙古症の発症に父母の年齢が果たす役割を分析したものであった。[56] ライオネル・ペンローズは、厳格なクエーカー教徒の一家に生まれた。彼は、この教団のたいていの教徒と同様に、平和活動に自ら参加し、第一次世界大戦では塹壕から兵士たちを救い出す活動をしていたが、彼は後年、この時期について語ることを避けている。戦後、ペンローズは、ケンブリッジ大学に入学し、道徳哲学学士課程（数学論理学、哲学、心理学）で学を修めた。彼は、明らかに数学に傾倒していたが、一方で、心理学にも熱中し始めた。ケンブリッジ大学を卒業すると、ペンローズはウィーンで1年間を過ごし、ジークムント・フロイト（精神分析の父）とユリウス・ワグナー＝ヤウレック（精神病のマラリヤ接種治療の開発者であり、この物議を醸した身体介入療法によりノーベル医学賞を後に受賞）の研究に出会いその探究を行った。１９２５年にケンブリッジに戻ると、前臨床研究を始め、ロンドンの聖トーマス病院で医療訓練を修了した。彼は、医師の資格を取得すると、カーディフのシティ精神病院で研究奨学金を得て、そこでの精神分裂病の患者の治療を通じて、医学博士論文の基盤をつくった。

１９３０年に医学博士を修得すると、ペンローズは、ロイヤル・イースタン・カウンティーズ施設（以前のイースタン・カウンティーズ白痴保護院）の研究医官に任命された。イースタン・カウンティーズ施設は白痴のための慈善施設として開設され、その起源をたどればアールズウッドのイングランド白痴保護院につながっている。20世紀に入る頃、この施設にはおよそ千人の「精神欠陥」の患者が居住していた。イングランドのコルチェスターを軸にしたペンローズの研究計画は、精神欠陥についての彼の生涯の仕事の出発点になった。第二次世界大戦中、ペンローズと妻と3人の子はカナダに移住したが、彼は、戦争が終わるとイギリスに戻り、ロンドンのユニバーシティ・コレッジにてゴールトン講座の教授職に就いた。その後の20年間、１９６５年に退職するまで、ペンローズは多くの名誉と賞を受ける。１９６５年にゴールトン講座の教授職を退くと、ペンローズは、ハーパーベリー病院に診療所と研究所を開設し、それを精神欠陥研究・診断のためのケネディ・ゴールトン・センターと命名した。そこで、彼は１９７２年に死ぬまで精神欠陥研究を続けた。

１９２０年代を通じて、ペンローズは、ロイヤル・イースタン・カウンティーズ施設において精神欠陥における遺伝の役割の把握に努めた。精神欠陥は少なくとも部分的には遺伝によるものであるという考えは、20世紀の最初の20年の間に幅広く取り入れられた。しかし、以前の研究には不確かなことも多く、ペンローズの進歩的で数学的な考えからすると、立案や実施が不充分な研究も多々あった。彼は、精神欠陥の原因追究のための本格的な研究が必要だと考えていた。ダーウィン基金は、コルチェスターのロイヤル・イースタン・カウンティーズ施設での患者研究の実施を申し出て、ライオネル・ペンローズをその主任調査官に選んだ。ペンローズに与えられた任務は、個々の患者を詳細に調べ、彼らの障害の本質とその状態のあらゆる潜在的要因を調査することであった。ペンローズが「精神欠陥」にあらゆる潜在的要因型があることを知るまでには、それほど時間はかからなかった。分類法を作成しようとした以前の試みは、障害が遺伝的であるか後天的であるかだけに依存していたのだ。ペンローズは、先天的精神欠陥と、後天的な脳の損傷や教育の不充分とを区別するために一般的に行われていた知能検査は不適切であると認識し、独自の精神欠陥検査を作成し利用した。ペンローズの考えでは、予備的調査の結果は、精神欠陥の発生における遺伝的要因と環境的要因との関係は複雑であることを示しており、遺伝的要素がこれまで過剰に強調されていたことを指摘した。ペンローズは、各患者の社会的背景と家族歴に関する広範囲のデータを収集した。可能な限り患者の家族を訪問し、じかに医療歴を聞き取り、同居しているきょうだいについてだけでなく、死産児や流産児についても尋ねたのである。(57)

ペンローズは、蒙古症患者の「子どもっぽい」性格に興味を示し、その症状の研究に多くの時間を費やしている。統計的分析から、ダウン症は、放蕩、梅毒、結核、両親の年齢、出生の順番、出生に要した時間の長さに影響されるという以前の仮説は覆され、その発生に関係する要因は母体年齢のみであることが明らかになった。すなわち、ダウン症は出生時に母親が35歳以上だとより起こりやすい、と彼は考えていたのである。「父親の年齢は蒙古症の原因論において重要な要因ではなく、それが母親の年齢にもっぱら起因することは疑いようがない」とペンローズは結論付けている。[58] １９３８年に、ロイヤル・イースタン・カウンティーズ施設での研究結果が、「精神欠陥の１２８０症例の臨床・遺伝学的研究（*A Clinical and Genetic Study of the 1280 Cases of Mental Defect*）」という論文で公表された。コルチェスター調査での発見は、彼の記念すべき１９４９年の学術書『精神薄弱の医学（*The Biology of Mental Defect*）』の基盤となった。[59] この医学書においてペンローズは、蒙古症を「精神欠陥と常に関連する」胎児奇形であると述べた。[60] 彼がダウン症と関連付けて取り上げた奇形は多数あり、その中には、低身長、小さくて丸い頭、顔面の形成異常、「ずんぐりした」手足などが含まれる。ペンローズによると、臨床的には、ダウン症のほぼすべての身体的特徴が、ある程度の「発達遅滞」を示しているため、この疾患は四肢の

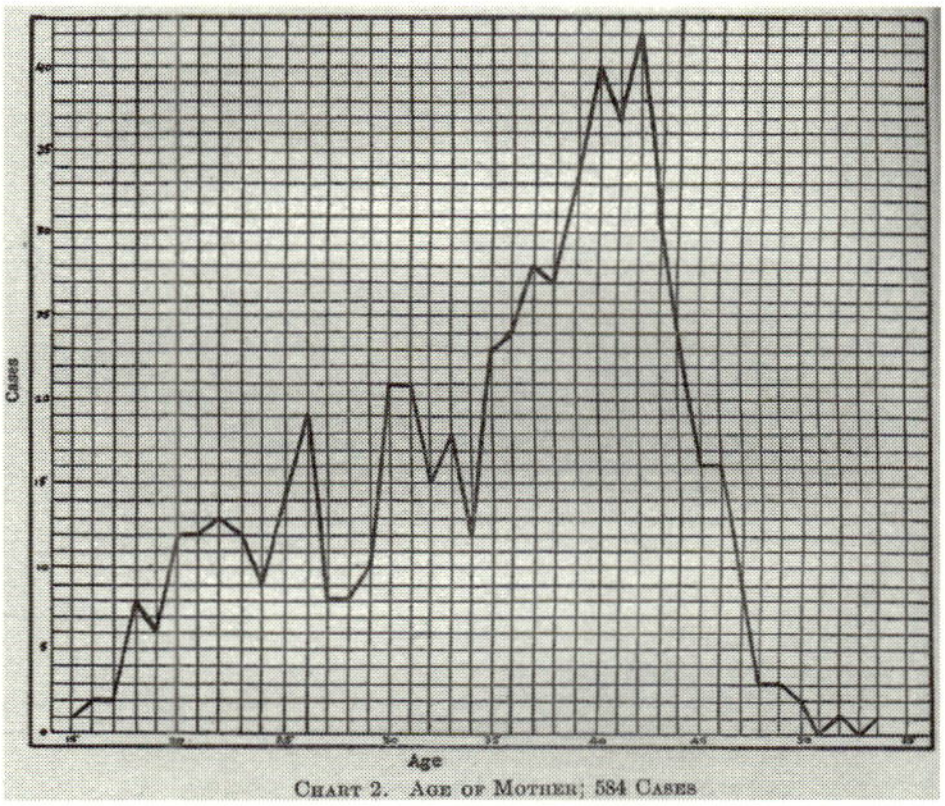

母体年齢を表すグラフ。1928 年［Kate Brousseau, *Mongolism*, 1928 より。Lippincott, Williams & Wilkins の許可による］。

組織が完全に発達する前に始まることが示唆されるという。彼は、さらにこの観点から、人種的関連性は何も発見されなかったとの理由で、「蒙古症」という症名を廃止し、「全身性胎児性形成異常（奇形）（generalized foetal dysplasia [malformation]）」を採用すべきだと考えた。ペンローズは、蒙古症の発生要因に関してこれまでなされた推測についても真っ向から正した。アルコール中毒、結核、梅毒と関連する確かな証拠は何もなかったと再び結論付けたのである。実際、蒙古症のリスクに影響する可能性のある唯一の要素は母体年齢であり、高齢になるほどその発生率は高くなると考えられた。病因論について彼が決定的な答えを持っているわけではなかったが、彼の研究成果は一つの時代の終わりであり、次の時代の始まりでもあったと見てよいだろう。人種的推測の時代は終わりを告げ、ペンローズの統計的調査は遺伝学の未来を切り開いたのであった。

結論

20世紀前半は、ダウン症の歴史において暗黒の一章であった。多くの西洋諸国で初等教育が確立したことにより、数百万の児童が国家の監視下に置かれることになり、特殊学校やコロニー、また保護院に精神薄弱児を隔離する運動が生まれた。国内の若者を初等学校に囲い込むことで、人口の精神的・身体的特質への大規模な社会調査が進められていった。これらの調査は、国民の生殖能力は国の将来の経済的・軍事的地位と密接な関係があるという優生学からの要請と融合していく。二世代の間に、子どもの質は国家にとっての重大事となり、政治家は国家の効率性の問題と障害の社会的コストについて議論した。社会的・教育的・医療的変容の結果生まれたのが、客観的に児童の知能状態を測定する心理検査であった。シモン・ビネー式知能検査や後の知能指数検査は、知能別の階層に児童を分類することを正当化する科学的道具であった。ある意味、この検査が作り出した精神薄弱という分類が、20世紀初頭の社会論評家を大いに悩ませたとも言える。このために、多くの歴史家が、精神薄弱は「発明」「製造」「偽造」であると言及したのである。概念的に言えば、精神薄弱の誕生は、100年間、西洋社会を支配してきた教育と個人主義と知性の勃興と崇拝の一つの兆候であった。

今日から見ると、国家が「精神薄弱問題」を監視し、議論するために多くの時間を費やしたことは異様なことである。国家の調査委員会や断種に関する法律、また高い費用のかかる住居施設などすべてが、この知覚された、増殖しつつあるように見えた悪の退治のために利用された。実際には、西洋の優生学者たちは、社会の最も価値ある人間たちの繁殖力を増大させることはできないと徐々に悟ったため、精神薄弱者の潜在的危険性に熱中していく。レジナルド・ラングドン＝ダウンなど、主導的な白痴保護院の院長たちは、蒙古症の遺伝的性質について、また精神薄弱が社会に及ぼす脅威に関して証言していた。誰もが、未来の世代のために差し迫った行動をしていると信じていたようである。チャーチルは1910年の下院での演説で次のように結論付けている。「どのような手段によってでも……これらの人々を適切な状態のもとに隔離すれば、彼らの災いは彼らとともに死滅し、未来の世代に伝わることはない。後の世代が恩義を感じるであろうこの仕事を、私たちは生涯をかけて取り組まなければならない」[61]と。

第4章 21トリソミー

イギリス医学雑誌『ランセット（*Lancet*）』の1961年4月8日号に、19人の著名な科学者と医師の署名入りの、編集長宛の手紙が掲載された。19人の中には、フランスの遺伝学者ジェローム・ルジューヌ、精神科医ライオネル・ペンローズ、ジョン・ラングドン・ダウンの孫でノーマンズフィールド施設の相続人ノーマン・ラングドン＝ダウンが含まれていた。その手紙は科学界のメンバーに対して、「蒙古症」という名称を廃止し、その症名の代案に賛成するよう求めるものであった。「蒙古症」とそこから派生した名称は、時代遅れであり人種差別とさえみなされる傾向が強くなった。２年前、ルジューヌとその同僚たちは、21トリソミー（後述を参照）として知られる突然変異に関する学術論文を発表し、彼らの発見により、この障害の新たな理解を反映する名称が必要となったのである。執筆者は五つの代替案を提案した。「ラングドン・ダウン異常（Langdon Down Anomaly）」「ダウン症候群

（Down's Syndrome）」「ダウンの異常（Down's Anomaly）」「21トリソミー（Trisomy 21）」「先天性先端矮小症（Congenital Acromicria, 生まれつき四肢の先端が異常に小さいことを指す症名）」であった。『ランセット』編集長はそこで「ダウン症候群」という影響ある選択をした。後から考えてみると、「ダウン症候群」は、五つの代替案の中で最も説明が少なく、最も保守的なように思われる。症候群とは、障害や病気の徴候や症状を含む、臨床的に認識できる特徴のあらゆる組み合わせを指す言葉で、そもそもが曖昧な医学用語である。実際のところ、編集長の選択は、ルジューヌ・グループの発見を確証付ける証拠がもっと必要だという当時の専門家の同意を反映しているようだ。科学者は変化の理由を次のように主張している。

各位

特定の型の精神欠陥に対応する「蒙古人」「白痴」「蒙古症」「蒙古人種」という言葉が、人に誤解を与える意味を持っていることが、長きにわたり認識されてきました。欧州人とその子孫におけるこの異常の発生は、アジア人に由来する遺伝子の偏折と関わりはありません。そして、アジア人の中でこの型が出現した場合には、「蒙古人種のモンゴル人（Mongol Mongoloid）」という非常に不明瞭な名称で呼ぶことになってしまいます。さらに、この症状に関する中国人と日本人の研究者が増え続けることによって、厄介な言葉の使用を彼らに課すことになります。したがって、我々は、当症状の人種的見地を意味する表現は、もはや使用されるべきではないと考えます。「蒙古症」という名称が廃止され、ある特定の名称への同意がすぐにでも具体化されることが望まれます。(1)

ライオネル・ペンローズは、新しい名称の使用を推し進める政治的陳情運動の中心にいた。ノーマン・ラングドン＝ダウンに1961年の『ランセット』編集長宛の手紙への署名に加わるよう促したのは、ペンローズであった。蒙古症の研究とその言説にラングドン＝ダウン家が関わっていたこと――そして、ペンローズが、その名称を時代に合ったものにするための運動に、ノーマン・ラングドン＝ダウンの参加を求めたことも――ダウン家の評判が存続した理由に含まれるであろう。(2) 1961年初頭、ペンローズは『イギリス医療ジャーナル（*British Medical Journal*）』に「蒙古症（Mongolism）」というタイトルの論文を発表し、この障害に関する最新の細胞遺伝学上の発見、また遺伝学と皮膚紋理学上の発見を論じた。ペンローズは、蒙古症の発生（1930年代のコルチェスターにおける精神欠陥の調査以来、追究していたテーマ）について述べる一方で、それが欧州以外ではあまり一般的な病ではなく、「これらの患者と『蒙古人種』との間に何ら特別な関係がないことは、民族学的研究から明らかである」と認めた。過剰な償いと思われるが、ペンローズは「この障害を特に『欧州人の』と名付けた方が、将来的には良いかもしれない」とまで述べている。(3) 民族文化的、政治的に敏感な事柄ではあったが、ダウン症が欧州人に特定の疾患であるとの考えは、世界の一部の国で大きく支持された。オーストラリアやニュージーランドでは、一般的な意見として、また少なくとも一つの科学研究によって、原住民の間ではダウン症は稀であるか皆無である、という見解が支持されたのである。(4)

蒙古症の新たな名付けについての議論は、もちろん、1950年代の科学と社会の驚くべき文脈から離れて理解されるべきものではない。ある病気や障害、さらにここで用いられる症候群に名前を付けることは、エリートの専門家による単なる分類行為ではない。そこには、重要な社会的・文化的・政治的価値も反映されているのである。この症状の名称をめぐる議論には、人種や遺伝学、さらにイギリスの狂信的愛国主義への態度の変化が、重要な役割を果たした。ペンローズは、自身の名高い書物『精神薄弱の医学』（1949年）で、人種的関連性には科学的根拠がないと再び主張し、結果として、臨床遺伝学以前の時期において、「蒙古症」の代わりに「全身性胎児性形成異常」を使うべきだと論考している[5]。その後、他の病因の可能性が指摘されるにいたり、その一方では明らかなこととして、「ダウンの病気」と同意義の名称を、日本やロシアの医学専門家がすでに使用していた。この問題は1965年に頂点に達した。その頃、世界保健機関（WHO）は、ペンローズの「精神欠陥」研究に関する生涯にわたる功績を称え、特別賞を授与しようとしていた。そこへモンゴル人民共和国の代表団が、世界保健機関の総裁に会い（全くの非公式であったらしい）、当機関の出版物において「蒙古症」という言葉を使用しないよう申し入れたのである。『ランセット』は前述したように、1961年に正式にその言葉を廃止している。『優生学季刊誌[6]（*Eugenics Quarterly*）』でさえ、1963年9月には、代わりの名称として「ダウン症候群」の使用を始めた。1966年以降、モンゴル代表団の不平にじかに反応するかたちで、世界保健機関は、出版物において「蒙古症」とその変形版名称を使うことを止めた。この結果、国際的規模で「蒙古症」の終焉が始まったのである。

　1966年、ジョン・ラングドン・ダウンの論文「白痴の人種的分類」の発表から100年を記念して、専門家たちがロンドンに集まり、この障害の名称についての感想を話し合った。この場で、ペンローズは非常に曖昧で防御的な様子で、次のように述べている。「私は蒙古人という言葉を使用しても、人種的差別であるとの非難からは免れてきた。なぜなら、ダウン症候群を指す『蒙古人（mongol）』の頭文字は、民族を指す『蒙古人《モンゴル》（Mongol）』とちがい、大文字綴りではないからだ。特定の患者をどう呼称するかは困難の繰り返しだ。明確で短い表現を必要とする人はいるし、皆、mongol が何を意味するかを知っている。……ロシア人は50年から60年の間、ダウン症候群を使い、今では患者を『ダウンさんたち（Downs）』とさえ呼ぶのだ！」(7) もちろん、ダウン症候群は大文字で「Down's Syndrome」と書くのが慣例となったように、蒙古症とその変形版名称も大文字綴りで始められることが多かった。ペンローズの頭の中の何かが、古い名称は問題もあるが今なお有効である、と主張する方向に導いたのだろう。(8) シンポジウムに出席した遺伝学者の多くは、博物学のリンネ式命名法のような、障害の身体的基盤を認識しやすい、より「公平な」名称を好んだ。この会議で名前に関する意見が一致することはなく、その結果、おかしなことに『蒙古症（*Mongolism*）』というタイトルの論集が公表されたのである。(9) 英語圏では、「ダウンの症候群」は徐々に採用されていき、一般的に普及している「蒙古症」と合わせて使用されることも多かった。１９６６年にニュージーランドで公表された記事には、「多くの医師が今や『ダウンの症候群』を使用している」と述べられているが、オーストラリアの科学誌では１９６０年代を通じて「蒙古症」が使用され続け、大衆紙における「蒙古症」の使用は、１９８０年3月のシドニー・モーニング・ヘラルド（*Sydney Morning Herald*）紙の記事のタイトル「蒙古症の動物細胞療法について の研究（Study on Animal-Cell Therapy for Mongolism）」に見られるように、少なくとも１９８０年代まで継続した[10]。反対に、フランス語研究者は英語圏への同調を止め、好ましい選択肢として徐々に「21トリソミー（trisomie vingt-et-un）」を主張するようになる。

臨床遺伝学の誕生

フランスが細胞遺伝学的分類を採用したことは、国家主義的なことであり、かつ新たな科学の時代の象徴でもあった。1950年代から1960年代にかけて、臨床遺伝学が誕生し、それは医学的症状の調査と理解の方法を変容させた。19世紀以降、遺伝学研究は前進を続けてきたと言われてきたが、20世紀初頭の技術はあまりに貧弱で、細胞染色体について正確に把握することはできなかった。実際、常に議論されていたのは、ヒト核には実際に染色体がいくつ含まれているのかという問題である。20世紀初頭の20年間に、様々な推定がなされたが、1923年に、オースティンのテキサス大学のアメリカ人研究者、テオフィルス・ペインターが、2倍体の数は48本であるという「決定的な」論文を発表した。その後30年間、この見解が正しいと考えられていた。正確な染色体数を得ることが難しいことには様々な理由があった。その一つに、集合する染色体を分離することが困難という理由がある。さらに、当時使われた技術では、複雑な図像についてはなおのこと、二次元のサンプルを得ることも不可能に近かった[11]。

1950年代初期になって、ある実験上の間違いが、偶然にも人間の染色体構造の視覚化への突破口となる。1951年に、ペインター（当時、テキサス大学総長）と同じ大学で博士号を取得し研究員であったタオ・チュー・シューは、大学での実験中に、ある一組のスライドガラス上にあった染色体がうまく散らばり、非常に見えやすいことに気がついた。これは、当時の技術の制限からするときわめて珍しいことであった。しかし、彼は、この一組のスライドだけがなぜ他のものと非常に異なっているのか思い当たらず、これらのスライドと同じものをもう一度作り出そうとしたが失敗した。数ヵ月間、彼は、標品と染色過程の様々な要素を変えて実験を行い、そして凝固前の培養液をすすぎ落とすために使用する溶液の浸透圧を減らしたとき、再び驚くべき結果に遭遇したのである。研究室の技術者の一人が、すすぎ液を準備したときに間違ったと言われているが、この成功の源を突き止める試みが軌道に乗ったのは幸運と言うほかはない。さらなる実験により、低張液を使ってすすぐことで最善の結果がもたらされるという結論が得られた。低張液に浸された細胞は膨張し、それにより染色体が分離して、よく識別できるようになる。興味深いことに、昆虫の染色体を広げるために低張液を使用することは、少なくとも20年前から行われていたのだが、その結果が人間の細胞遺伝学研究に応用されたことはなかったのである[12]。

1956年に臨床遺伝学という分野の誕生につながる、最も重要な発見があった。スウェーデンのルンドの遺伝学研究所のジョー・ヒン・チオとアルバート・レヴァンは、低張液とコルヒチンを合わせて使用し、それを洗練させることで、最適な細胞標品技術を開発しようとした。彼らが作り出したスライドは、人間の染色体の2倍体数が46本であることをはっきりと示していた。もちろん、これは30年間受け入れられてきた信念に逆らう結果であるため、彼らは、発表した論文で2倍体数が46本であると率直に主張することは差し控えた。しかし、その後、フォードとハマートンによって発表された論文が、彼らの結果を確証した。さらに数年間のうちに、多くの研究者たちが上述の発見が正しいことを証明したのである。染色体数は、異なる人種ではおそらく違っているだろうと推定されていた。だが、技術が完成されると、過去の研究に見られた染色体数の違いは、本当の多様性ではなく、不充分な道具がもたらした結果であったことが即座にわかった。[13]

ジェローム・ルジューヌ

ジェローム・ルジューヌは、以上のような背景の中で、1950年代半ばに、彼が蒙古症児（les enfants mongoliens）と呼んだ者の細胞遺伝研究を始めた。ルジューヌは、パリ生まれの内科医で、義務兵役から帰還した後、パリ大学の小児科学教授、レイモン・テュルパンのもとで研究に従事していた。パリ大学の小児科学講座は、フランス政府の国立科学研究機構である国立科学研究センター（Centre National de la Recherche Scientifique）から支援を受けていた。テュルパンは、パリのサン・ルイ病院の医師でもあり、ルジューヌにダウン症のある患者を担当させ、特別な注意を払うように命じる。ルジューヌは、この症状が遺伝と関係があるかどうかを発見するために、何度も実験を繰り返した。遺伝学は、テュルパンの研究チーム以外、当時のフランスにはほぼ存在しない領域であった。ダウン症が染色体異常によって引き起こされるという考えは、1930年代初頭にはペンローズらによって主張されていた。実際、

1932年に、ワーデンブルグは次のようにしっかりと断言している。

蒙古症患者の間で、一連の症状群が類型的に再現されることは、特に興味深い問題を提供する。我々は人間におけるある種の染色体異常の例に取り組もうとしているのか、その可能性を精査することを私は細胞学者に提案したいと思う。……「染色体欠陥」や「染色体不分離」――あるいは反対に、「染色体重複」が蒙古症に見られるかどうかを調査すべきである。(14)

しかし、基準となる正確な染色体数を得ることができないため、これを証明することは不可能であった。皮膚紋理的検査(手掌線と輪郭の多様性の測定)を行った数年後に、ルジューヌは、ダウン症のある人の特異な手掌線――特に、50年ほど前にレジナルド・ラングドン＝ダウンが述べた有名な「猿線」――は、遺伝学で説明可能だと指摘し、これらの児童には染色体が欠けているのではないかと述べた。その後、彼は、遺伝学で博士研究を始め、独学で英語を習得し、細胞学の最新の技術を学んだ。

1957年に、テュルパンは、研究チームをトルソー病院に移し、より充実した基本施設と小規模な研究室で自由に研究を行えるようになった。その後間もなく、マルト・ゴーチエ博士が研究チームに加わる。循環器病を専門としていた彼女はフランスを離れ、ハーヴァード大学で小児循環器病学を副専門とする特別研究員として、アメリカ合衆国に旅立った。ハーヴァード大学で、彼女は、細胞培養研究所の非常勤技術者として働き始めた。彼女は後に次のように振り返っている。

私は、顕微鏡下での培養方法や、それらの写真の撮り方、また写真を引き伸ばす方法を学んでいった。また、子どもと大人の繊維芽細胞のコレステロール値の包括的な研究を行っている生化学者のために関係書類を集めた。その後、私はハーヴァード大学の細胞培養研究所で、産休のために現場を離れた研究室長の後任になったのだ。上の階の大きな図書館で時間を過ごし、細胞培養の様々な技術と最新の心臓学データを調べた。だが、当時、私は遺伝学には何ら疑問を見いだせなかった。[15]……

そして彼女は、トルソー病院からの任命をしぶしぶ受け、ルジューヌとともに働き（非常勤で働いていた）、培養のために、有名なビセートル病院のダウン症の患者たちのサンプルをとった。ルジューヌは、ゴーチエと緊密に働き、小さな皮膚生検から細胞を取り出して、鶏胚から抽出したエキスに細胞を集めた。細胞培養器がないなかで、彼は、自らの身体に試験管を貼りつけることもたびたびあった。2、3週間経って、細胞は、染色体標本を作れるほど充分に成長した。彼らの実験結果からわかったことは、ダウン症は、染色体が1本欠けているためではなく、1本余分に存在していること（後の1960年に、それは21番目染色体と名付けられた）によって引き起こされるということであった。[16]

この暫定的な発見でさえ、困惑を引き起こした。新たな細胞遺伝学という分野は、「正常な」人間でも染色体を47本持つ人がいるかもしれないという発見によって混乱状態になったのである。それでも、テュルパンの研究チームは、自分たちの発見は非常に重大であると感じていた。モントリオールで19

58年の8月に開催された第10回国際遺伝学会で、ルジューヌは、マギル大学のある遺伝学の教授に非公式にこの発見の情報を伝え、9月に、マギル大学の遺伝学科のセミナーに招待された。科学史家ダニエル・ケヴルズが後に行ったルジューヌへのインタビューによれば、ルジューヌは、聴衆は「納得しなかった」と回想している。しかし、彼を招いた教授の記憶では、フランス人の研究チームが何か本当に驚くべきことを発見したことに、ごく少数の医療遺伝学者は、科学的懐疑主義の態度を交えながらも明らかに興奮していたという。[17] ルジューヌは、フランスに戻り、ゴーチエとともに同じ実験結果を繰り返し、フランス科学アカデミー雑誌の論文で、繊維芽細胞（組織細胞）の分析結果を公表した。[18] 最初、アメリカ人科学者の間では大きな懸念が広がっていた。なぜなら、ルジューヌとゴーチエはアメリカ科学界ではあまり知られておらず、遺伝学の分野で新参者であったからである（ルジューヌの以前の研究企画は放射線科学に関するもので、ゴーチエは

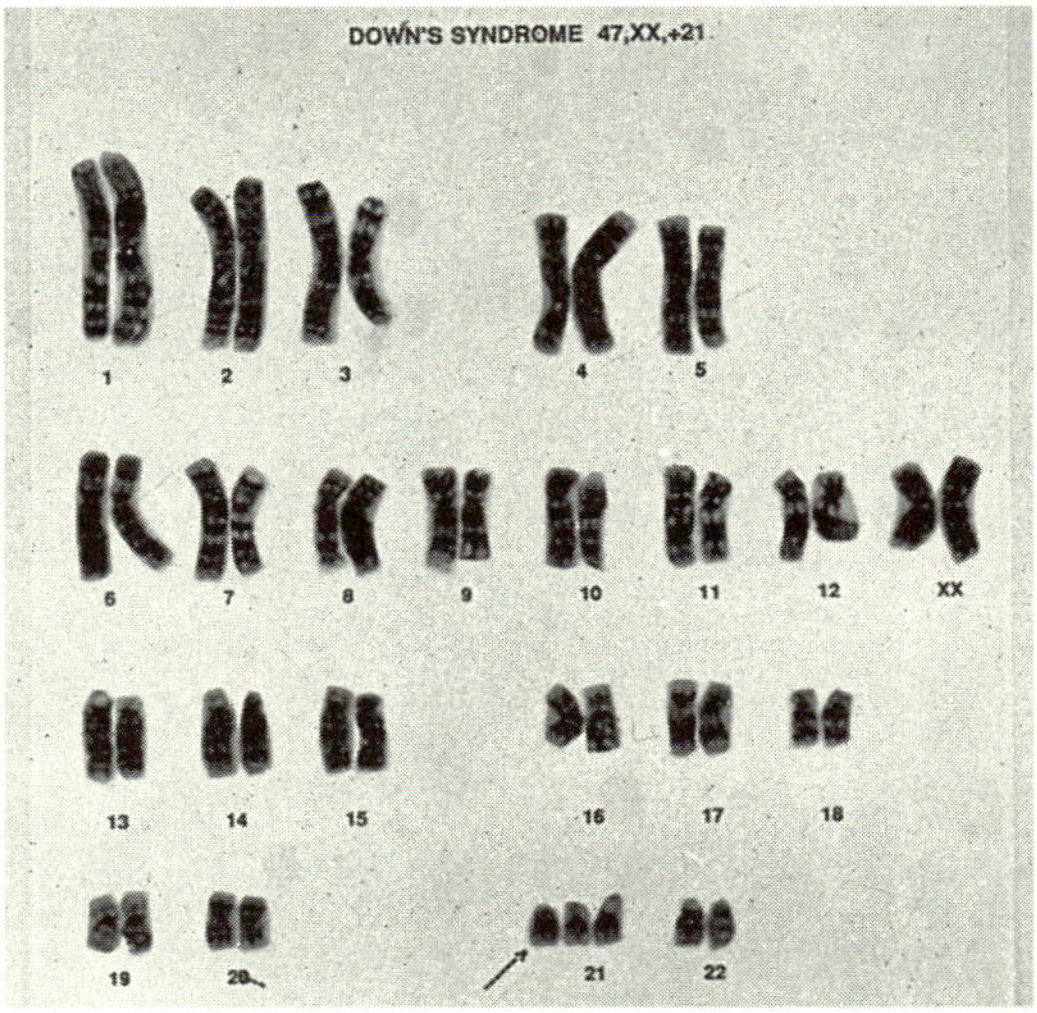

ダウン症の核型。21番染色体トリソミーの余分の1本が提示されている。1960年代［Wessex Reg. Genetics Centres, Wellcome Images］

小児循環器病学の一研究員にすぎなかった）。だが、彼らの研究結果は、数ヵ月もすると世界中で確証された。実際、彼を知らなかったペンローズは、同様の研究を実施し、テュルパンの研究チームが発見を確認した数ヵ月後に同じ結果にたどり着いた[19]。ある歴史家は、ペンローズの助手の一人はトリソミーをもっと早い時期に発見していただろうという。だが、ペンローズは、蒙古症がトリソミーよりもトリプロイディー（完全に別個の染色体の組）に起因するという考えに執着していたので、1952年に一足早くロンドンの研究所で彼の助手が発見できる可能性を逸したのである[20]。

精神遅滞の中でもなじみ深くありふれた型の疾患の直接的な原因は染色体異常であるとの大発見は、科学的調査と競争の一大ブームを招いた。1959年だけで、ターナー染色体症候群（単一X）、クラインフェルター染色体症候群（XXY）、3倍性X染色体症候群に関する染色体異常が明らかになっている。その後数年間で、13トリソミーと18トリソミー、白血病患者における「フィラデルフィア」染色体の存在が突き止められた。1960年代のさらなる発見の結果、特殊な病気と染色体異常との関係がわかった。また、流産した胎児には染色体異常があることが多く、そのような症例は母体年齢との関連がより高いことが認識され始めた。フィトヘムアグルチニンが生体外で末梢白血球細胞の細胞分裂を引き起こすというピーター・ノウエルの発見は、1960年代の進歩を助長する。これは、染色体分析は末梢血液サンプルを使用するだけで行うことができることを意味した。以前は、充分な量の分裂細胞を得るためには、骨髄穿刺が最善の方法であったのだ。

幼児、児童、大人から染色体異常を検出できる可能性は、無情にも、これらの新たな発見が子宮内

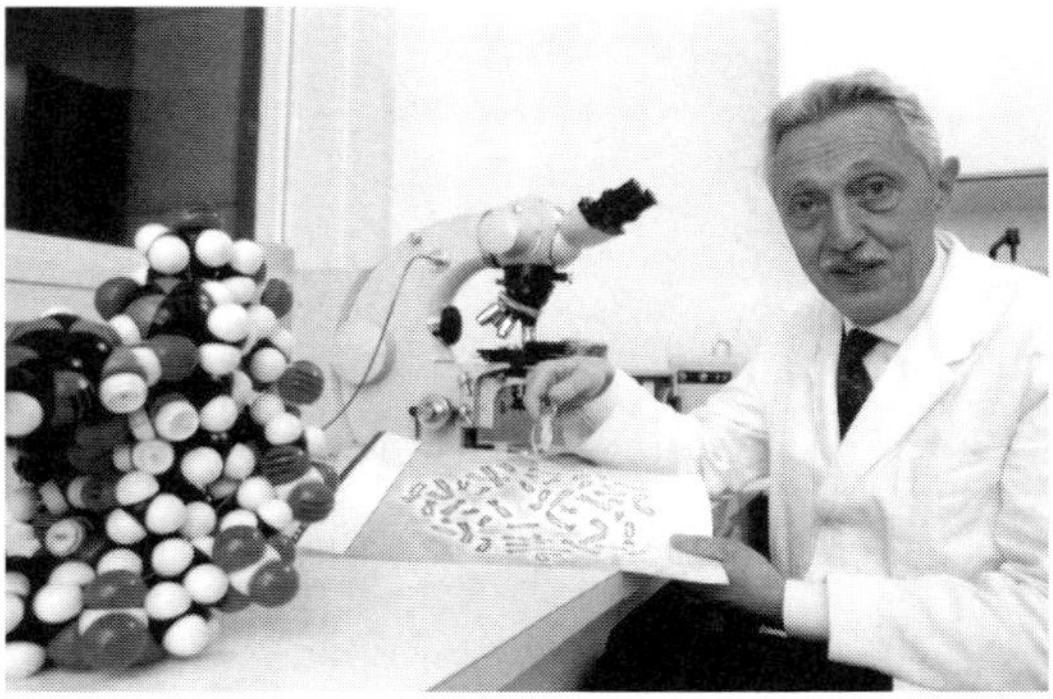

フランス人の細胞遺伝学者、ジェローム・ルジューヌ。1984 年［© Jean Guichard/Sygma/Corbis］

でも認められるかどうかを確かめる実験へとつながった。１９４９年に、カナダ人研究者、マレー・バールとエワート・バートラムは、男性と女性の細胞は、Ｘクロマチン体がないかあるかによって区別されることを発見した。そこでさらに、Ｘクロマチンの存在を確かめるために、羊水の分析が具体化し始めたのである。羊水穿刺は１９１９年に初めて行われたが、それは、羊水過多（子宮に非常に多くの羊水が含まれる状態）を患う者から、過剰な羊水を抜き取るためにとられた方法であった。その後の数十年間、羊水穿刺は、羊水過多の患者の症状緩和と、エックス線分析用の造影剤の投入、母親と胎児のＲｈ互換性の検査に限られていた。ところが１９５５年に、四つの異なる研究グループが、羊水内の胎児細胞を分析することで胎児の性を予知できる方法を発見した。それから間もなくして、この中の一つのグループである、フリッツ・フックスとポヴル・リースが、出生前診断による最初の妊娠中絶を行い、血友病保因者である母親から男の子が生まれるのを阻んだのである。それ以降、出生前診断への関心と細胞学研究の新たな時代が、西洋世界での治療的流産をめぐる論争に密接に関わっていくことになる。

ダウンの異常

細胞学研究により要請されたものは、蒙古症の概念の再検討であった。1966年に、ライオネル・ペンローズとジョージ・スミスが『ダウンの異常（*Down's Anomaly*）』を出版した。このタイトルが示しているように、5年前の『ランセット』編集長の決定にもかかわらず、症状の改名は非常に流動的であった。実際、その本ではダウン症のある人々に言及するために「蒙古症」という名称が使用されており、それは、ペンローズとスミスが述べるように、「代案についての一般的な同意がない」からであった。[21]この医学書は、当時における学生と医師および研究者が共有する知識の要約であると考えられていた。『ダウンの異常』が、以前の医学書——複数版を重ねたトレッドゴールドの英語医学書『精神欠陥（*Mental Deficiency*）』——と著しく異なっているのは、21トリソミーを「知的障害」の一般的な範疇から全く別の病気として切り離したことである。したがって、この本を、遺伝学時代のダウン症に関する最初の医学書と考えることも可能だろう。ペンローズとスミスが1960年代の医学的知識をどのように考慮していたかを端的にまとめてみようと思う。

『ダウンの異常』では、ダウン症を、小児科や精神科の臨床領域としてだけでなく、一つの遺伝学的症状として定義している。ペンローズとスミスは、「蒙古症」への理解の小史を述べた後に、ダウン症の共通の身体的特徴——内眼角贅皮、斜めを向き狭い瞼裂、虹彩にみられる小さな斑点、瞳孔間距離、眼球振盪（固視微動）――について説明する。彼らの記述には、ダウン症に関する他の身体的特徴として、首の形、心臓の異常、便秘、皮膚と髪の変質、特異な二次的性徴なども含まれる。また、ダウン症の患者の低血圧（筋緊張の低下）も論じ、ダウン症の患者の大多数が背丈が低いと述べた。全体を、イギリスとフランスの研究を近年激変させた皮膚紋理学に費やした章もある。

さらに、ペンローズとスミスは、ダウン症の細胞学的基礎を論じる。この症状は当初、21番目染色体の三染色体性（トリソミー）であることが確認されたが、ペンローズやスミスが明らかにしたように、その実体はもっと複雑であった。テュルパンとルジューヌによる1965年の著書『人間の染色体――通常の核型と異常変種（*Les Chromosomes humains: Caryotype normal et variations pathologiques*）』（1969年に『人間の病気と異常染色体（*Human Afflictions and Chromosomal Aberrations*）』と英訳された）[22]に依拠し、ペンローズとスミスは染色体の様々な転座や融合、別の染色体のトリソミーがダウン症候群と関連しており、21番染色体が三染色体性である場合でも、過剰染色体の遺伝的中味は知られていないと説明した。その症状は、モザイク現象によって、さらに複雑になった。また、これらの染色体異常がどのようにして伝わるのか、また、創造されるのかについても注意が払われている。もちろん、因果関係は医学研究者の中心的課題の一つであったが、症状におけるトリソミーの原理の理解は、一部分でしか有効でなかった。その探究の中心は、染色体異常を防ぐ方法を発見し、その身体的・発達上の徴候（ダウンの表現型）を抑制することにあったのである。これに関して、ペンローズとスミスは、内分泌学から血液学まで、おびただしい数の研究動向を調査した。これほど興味深い前例を提供した研究者は他にはいないであろう。長年、甲状腺の異常がダウン症と関係付けられてきたが、甲状腺機能測定の大部分で、ダウン症の患者の大多数が正常であることが示された。ダウン症の患者の白血病の発生率は、一般の人の15倍高いと考えられていたが、ダウン症のある白血病患者の染色体研究からは様々な結果が生じていた。

ペンローズとスミスは、ダウン症のある人々の知能レベルには幅があり、1920年代以降、大きく信頼されてきた標準的ビネー検査は、「蒙古症児の心」を鑑定できるほど精巧だとは言えないと説明した。また彼らは、蒙古症児をおしなべて「朗らか」「いたずら好き」「愛情深い」と特徴付けた、後期ヴィクトリア朝時代にまで遡るステレオタイプ、すなわち「ダウン症の性格」には同意している[23]。新生児と幼児のダウン症の診断に関する一節は、特に小児科医や家庭医の関心を引いた。彼らが指摘するように、診断は意識的にせよ無意識にせよ、都合よい解釈で行われてきた。しかし、様々な特性の有無は、患者の個々の感受性や個性を考慮したうえでダウン症の特徴と判断されねばならないと二人は言う。彼らは、様々な研究グループが開発したいくつかの診断方法を概説した後で、新生児の診断に使用できるダウン症の特徴と、これらの特徴を使って幼児がダウン症である可能性を統計的に割り出す方法をまとめている。最後の2章では、ダウン症の病因論と治療について考察されている。病因論に関して、ペンローズとスミスは、母体年齢とは無関係の原因（症例の40%と推定された）と母体年齢に関わる原因（約60%が該当すると推定された）とをそれぞれ検討している。この本は相当量のオリジナルな科学的成果――かつ学界で同意済みの事柄と不確実な事柄の両方とも――を含むものであったが、一方で彼らは冷静に「充分な効果のあるいかなる医学的治療も存在しない」と結論付けた[24]。

1970年代になるとこの障害の名称問題は一段落したと考えられているが、実はそうではない。1974年3月20日、合衆国の国立衛生研究所は、医学（診断）用語の標準化のために会議を開催した。一般感情では、「ダウンの（Down's）」という所有格は、科学的・文法的に理に合わなかった。病気や障害や手術法にその由来の人物の名前を付けることはきわめて広く行われているが、所有格ではジョン・ラングドン・ダウンがその障害を持っていたか、患っていたことを示すことになると述べる研究者もいた。もう一度、流行に乗ろうとした『ランセット』も、「所有格は……継続されるべきではない」と述べている。[25] しかし、イギリス医学界では多くの研究者が、統一名称を作ろうとせずに、所有格の形を使用し続け、アメリカと他の英語圏では、単純に「ダウン（Down）」症という呼び方が広がり始めた。少なくともこうした大西洋間の分裂に加え、「蒙古症」という言葉も専門書の中では使用され続けていた。こうした、デイヴィッド・ギブソンの『ダウンの症候群——蒙古症の心理学（*Down's Syndrome: the Psychology of Mongolism*）』（1978年）とジャン・リュック・ランベールとジャン・アドルフ・ロンダルの『蒙古症（*Le Mongolisme*）』（1979年）の二つの主要研究が古い名称を継続している。[26] ランベールとロンダルの本は、1999年に同じタイトルで再版されているが、この本の中で著者は、障害の名称の変更は治療法の追究とは何ら関係がないと述べている。彼らにとって、障害または障害のある人が「21トリソミー」や「ダウン症候群」や「蒙古症」と呼ばれようが、何ら違いはないということだ。[27]

ノーマライゼーション

ルジューヌが、ダウン症の患者の皮膚紋理調査に取り組み、チオとレヴァンが人間の2倍体の正確な数を確定させたのと同じ年、欧州の別の地域では、重大な政治的出来事が起こっていた。すなわち、ハンガリーのブダペスト暴動である。１９５６年のこの蜂起は失敗に終わり、数千に及ぶハンガリー難民が西欧へと流れこんだ。スウェーデン人法律家のベンクト・ニィリエはそのとき、赤十字でハンガリー難民を西欧側に受け入れる職務に当たっていたソーシャルワーカーで、難民キャンプの状態と、一般社会から分け隔てられた大きな施設内での非人道的な生活環境に深く衝撃を受けた。そしてスウェーデンに戻ると、彼は、脳性麻痺のある子どものためのホームを設立することに関わる。

当時、彼は、障害の意味と、大規模施設が居住者に与える影響の探究に取り組んだ。ニィリエはやがて、スウェーデン精神遅滞者協会の影響あるオンブズマンになる。彼の熟考したことが重要な役割を果たしたのが、スウェーデンにおいて１９６７年に成立した、知的障害のある人々に地域サービスを受ける権利を付与した法律であった。この１９６７年法は、世界で最初にそのような主旨を定めた法律であった。彼は、「ノーマルな」(普通の) 生活経験に根差した原理、すなわち、教育と社会化と労働の権利を主張する一方で、「『ノーマル』とは自分自身の部屋をもっていることだ」と繰り返し、大規模居住施設での生活に対して明らかなあてつけを行う傾向にあった。ノーマライゼーションとは、特殊学校や居住施設を取り除き、障害のある人々を「最小限にしか制限されない支援」を基盤として一般社会に統合しようとすることである。ニィリエはその要点を次のように述べている。「ノーマライゼーション原理が求めるものは、『知的能力が低い人を正常な知的レベルに引き上げる』ことではなく、知的能力が通常より低い人の生活状態を、訓練活動の必要性やサービスの利便性だけでなく、その人の障害や能力や発達の程度も可能な限り考慮しつつ、ノーマルにすることである……」。[28]

1967年の春、ニィリエはアメリカのネブラスカ州へと講演に赴く。彼はアメリカ人の聴衆たちに向かい次のように説明した。「精神遅滞者に対して私がとる処遇方法はもっぱら、……『ノーマライゼーション』原理に基づいている。この原理とは、北欧諸国における精神遅滞者への実践作業を通じてかち得た一連の理念と方法、そして経験のことを言う」[29]。その聴衆の中に、ドイツ系アメリカ人の心理学者、ヴォルフ・ヴォルフェンスベルガーがいた。哲学の素養を持ち、精神遅滞者施設に所属する心理学者という地位にあったヴォルフェンスベルガーは、北アメリカ全体の公立施設にいる精神遅滞者が置かれている窮状に突き当たっていた。彼は、『ノーマライゼーション（*Normalization*）』（1972年）という影響力のある本の中で、「対人サービスマネジメント」原理の枠組みを論じ、「最小限にしか制限されない原理」という重要な概念について述べた。最小限にしか制限されない原理（教育分野では、最小限にしか制限されない環境）とは、端的に言って、個人を可能なかぎり一般と同じ状態に置くことを目標とするものであり、特定の障害によって課せられた制限や特殊な要件に便宜を図ったり、または応じたりする必要性をあらゆる社会の中に組み込むことで、規範的な価値と期待を保たせることを目指していた。

ノーマライゼーションを求める北アメリカの環境は、特に醸成されていた。1960年にジョン・F・ケネディが合衆国大統領に選ばれると、精神遅滞のある人々の問題への政治的関心が高まった。1962年初頭には、精神遅滞に関する大統領委員会が設立され、同年10月に最終報告書を提出する。その報告書では、精神保健研究や、「連続したケア」を提供するサービス組織、そして精神遅滞を防ぐ社会活動が、これまで以上に必要であり、それらをすべて達成するには「大学を中心とした研究機関の設立や、医療・教育・社会サービスの中核的機能への統合、さらに社会的剥奪の克服」が必要だろうと結論付けられていた。ケネディは、「不利な環境状態を大々的に攻撃する」よう求め、遠回しに標的にされた長期滞在施設は、それ以降、激しい非難の対象となった。ジョン・F・ケネディは、精神遅滞者施設との個人的な関係（後述を参照）から、精神遅滞者のケアにおける、施設に頼らず社会的統合へ向かう取り組みの発展に深い関心をもっていた。施設の外側でのケアは、ケネディによると、「精神遅滞に対する大勝利への我々の最大の希望」であった[30]。

ケネディは、1963年の一般教書演説の中で、精神保健と精神遅滞に関する法案を公約しただけでなく、精神病者のケアと知的障害者のケアとを特に関連付け、この二つの問題への「大胆な新たなアプローチ」を求めている。この取り組みは、1963年に「精神遅滞者施設とコミュニティ精神保健センター建設法」として示された。同法は、精神遅滞を合衆国で最初に連邦健康政策問題と位置付けた法律である。この法律の焦点は、コミュニティ精神保健センター建設のための資金準備であった。つまり、医療従事者が、地域を基盤にして精神医療サービスを提供できるようにする狙いがあったのである[31]。これらのセンターには連邦政府から「着手金」が支給されたが、やがては自立運営することが期待された[32]。ケネディのトップ・ダウンによる政策決定によって、精神医療施設と精神障害の医療化への批判の高まりは一般まで広がった。1961年には、ミシェル・フーコーの『狂気と文明（Folie et Déraison）』（後に *Madness and Civilization* と翻訳）、トマス・サースの『精神医学の神話（The Myth of Mental Illness）』、さらに彼ら二人ほど知られていないが、今なお重要なラッセル・バルトの『神経症施設（Institutional Neurosis）』が登場する。同時期にアーヴィング・ゴッフマンの、精神病院についての社会学研究の傑作である『アサイラム（Asylums）』が出版された。この著作は、閉じられた、あるいは「総合的」な施設で、その設立者の治療的目的を台無しにする原動力がどのように生まれるのかを明らかにしたものである。1963年に、ケン・キージは、小説『カッコーの巣の上で（One Flew Over the Cuckoo's Nest）』を発表し、1960年代初期のアメリカの州立精神病院の状況を告発した。この作品は、幅広く読まれ、まず舞台用に翻案されたが、その10年後には映画作品に脚色されアカデミー賞を受賞する。小説、演劇、映画それぞれに、巨大な長期滞在型の精神病施設の衝撃とその背後にあるイデオロギー、また精神病（さらに知的障害）治療をめぐる医療専門職の優位性を問題視した。さらに、それらの書物は、反施設・反精神医療批判の形成に貢献し、数十年にわたって公共政策に影響を及ぼすようになった。

公立施設の実態の暴露において最も重要な人物は、ロバート・F・ケネディに他ならない。彼は暗殺されたジョン・F・ケネディ大統領の弟で、1965年にニューヨーク州選出の上院議員となった。彼は1965年9月、二つのニューヨーク州立精神遅滞者施設――ロームおよびウィロウブルック寄宿学校――を予告なく訪問した。その後すぐに、彼は、精神遅滞に関する合同立法委員会を前に声明文を読み上げ、それは、ニューヨーク・タイムズ（*New York Times*）紙の連載記事となって、広く報道されることになる。これら二つの学校に対する彼の印象は、何と言っても不快なことであった。ケネディ上院議員は、自身が目撃した過密状態や、身体遊戯や行動計画の欠如や、その他の欠点を非難した後、次のように述べて議論を締めくくった。「1965年という時代にあって、私が目撃した学校のような状況が、この偉大な国に存在することはまったくの不面目に他ならない[33]」。

これらの施設の代表者は、これを不公正な評価と政治的スタンドプレーとみなして怒りを表明した。ケネディ上院議員は、それぞれの施設に90分ほどずつしか滞在していないと指摘したのだ。学校に呼ばれたニューヨーク・タイムズの記者は学校でもっと長時間を過ごすよう求められたが、その後、施設内の状態についての非難は鳴りをひそめた。財源が不足しているなかで、献身的なスタッフは与えられた職務にベストを尽くしていることが伝えられたのである。州の精神衛生運営委員長であるクリストファー・F・テランス博士は、ケネディがロームとウィロウブルックの状況の「全体像をすべてゆがめてしまった」と抗議した。しかし、ほどなくしてケネディ上院議員の印象の多くを実証する内容の別の報告書が作成され、ロックフェラー州知事に提出されていたことが明らかになる。知事の報道官は、報告書の公開は不適切であると主張したが、ニューヨーク・タイムズは報告書のコピーを入手し、その37頁の文書から数ヵ所の引用を載せた記事を公表した。それによると、ある施設では「異常なほどやせ衰えた裸の男性が、興奮した状態でベッドに横たわっていた。悪臭でぞっとした[34]」というのである。

言うまでもなく、多くの人々が、精神遅滞者施設の居住者の置かれている、理想からほど遠い状況に怒りを抱いた。この一人が、ボストン大学教授のバートン・ブラットである。ブラットは、ケネディの見解がまさに多くの寄宿学校の状況の正確な描写であるとの信念を抱き、友人でプロの写真家のフレッド・カプランとともにある計画を実行した。四つの巨大施設への訪問を取り付けたカプランが、ベルトに固定したカメラを使って「病棟の裏側」の状況を密かに写真に収めたのである。そのなかの一つは、公には比較的良い状態であるとの印象が抱かれていたコネティカット州のシーサイド地域センターでも行われた。彼らの努力の結果は『煉獄のクリスマス――精神遅滞の写真集（*Christmas in Purgatory: A Photographic Essay on Mental Retardation*）』として、１９６６年に発売された。そこには、ひどい過密状態の病棟、裸か半裸の被収容者、怠惰で放置された不毛な状態が写しだされていた。特にシーサイド地域センターで撮影された一連の画像は、否定しがたいものであった。カプランは、知的障害の人々の処遇改善を求めて運動を続け、１９６７年には雑誌『ルック（*Look*）』で同様の暴露を行った。１９７９年になると、カプランは、以前の4施設とその他の施設、さらにコミュニティ施設を二人の助手と訪問し、それを元に続編となる出版物を制作した。この続編は、より小規模で清潔な施設を見せたにもかかわらず、そこで描かれたものはやはり、孤独と怠惰と放置というイメージであった。

次の10年間で、別の地域でも公立施設の実態が明らかになった。しかしおそらく、ロバート・ケネディが最初に訪問した施設、すなわち、ニューヨーク州スタテン島にある精神遅滞者施設ウィロウブルック州立学校への再注目ほど、精神遅滞者の危険な状態と、その政治化を表象したものはなかった。

派手なテレビタレントのジェラルド・リヴェラがまさにその場所で入手した、この施設――当時5000人が居住していた――での生活の場面の映像が伝えられたのだ。それは、1970年代初期にニューヨーク州内で、そして全国でテレビ放送された。この映像によりリヴェラはエミー賞を受賞し、彼の名声は全国レベルにまで高まることになったが、この調査において、慢性的な過密や不衛生状態が暴露され、スタッフによる入居者への身体的・性的虐待が示された。それは、巨大精神遅滞者施設への一般市民の態度に充分な影響を与えるものであった。スキャンダルの結果、ニューヨーク州は、1980年代半ばにウィロウブルック州立学校を閉鎖した。このウィロウブルック・スキャンダルはアメリカ合衆国に二つの結果をもたらした。一つ目は、「1980年施設入所者公民権法」成立に向けた政治的気運が高まったことだ。この法により、居住者の憲法上の権利が奪われた状態にある公立施設に拘束された人々の救済を求める権限が司法長官に与えられた。二つ目は、20世紀の大半に支配的であった大規模州立施設モデルの代案として、正式にグループホーム（共同住宅）を認めたことである。[35]

ノーマライゼーションの原理と脱施設化の実践は、他の国々でも実行されたが、その進度はその国の環境によって左右されることが多かった。上述したこととほぼ同様のことが、オーストラリアやニュージーランドでも実行されたが、北米や欧州よりも2、30年遅れる傾向にあった。[36]この理由は、ニュージーランドが主に「世界の社会的実験場」という神話的自己イメージを持っていたとはいえ、オーストラリアとニュージーランドはある程度、政策刷新に対して北半球の様子を見きわめる傾向にあったことにある。オーストラリアにはケネディに匹敵する施設改革の主張者がおらず、ニュージーランドにはニィリエに相当する人物がおらず、またどちらの社会にもアメリカ合衆国と比べられるような市民的自由の良き伝統はなかった。[37]１９５２年から１９７２年にかけては、脱施設化が海外にしだいに伝播していった時代であったが、その頃ニュージーランドにおける知的障害のある人々の入院者総数は、５４９人から２０００人へとほぼ4倍になっている。[38]ニュージーランドの主要な患者擁護団体である精神健康財団の指導者は、１９８６年に発表した書物で、１９６９年の精神健康法を「ヴィクトリア朝時代イングランドの遺物」だと述べている。[39]オーストラリアでは、脱施設化は思想的変遷よりも財政引き締めが理由で始まった。近代的な医療システムの維持に関する費用が、１９８０年代を通じて膨張したため、潜在的財政削減策として、精神病者と知的障害者を入所させていた国営施設の閉鎖が推し進められるようになった。脱施設化は、こうして南半球の国々の言説に入り込んだが、微妙に修正されたかたちをとった。財政圧迫を背景に、「地域におけるケア」が「地域によるケア」へと取って代わることを保証したのだ。[40]

地域におけるケアへの移行は緩慢に進むことが多く、その中で自立生活整備への多様な支援が、地方自治体機関によって促進された。有力なモデルとして生まれたのがグループホームで、そこで、知的障害のある人々が、個人のニーズと政府や慈善団体から入手できる援助手段に応じた、様々な段階のソーシャルワーク支援を受けながら、地域環境の中で（多くは住居を転用したホームで）暮らしたのである。グループホームは、長期滞在施設の隔離的側面と、ヴォルフェンスベルガーなどが思い描いたノーマルな状態との妥協の産物であった。その結果は、非常に多様であり、また曖昧でもあった。グループホームは住宅地域に設置されることが多く、そこに住むダウン症やその他の知的障害のある「患者」（そう呼ばれていた）は、買い物をしたり映画を観に行ったりと、より自己管理しつつ（完全でないにしても）活動することができた。しかし、一方で批評家は、知的障害のある人々が依然、一般社会から（より小さな単位になっただけで）隔離された「小施設」状態にいることを嘆いたのである。さらに、浮き彫りになったグループホームの特徴として、（ごく少数のスタッフでは）地域の中では監督が往々にして困難になることがあった。グループホームでの性的虐待や身体的虐待というスキャンダルによって――かつて研究者たちはそれを巨大で非人間的な施設に生じる作用だと考えていたのだが――ダウン症のある大人、特に女性の脆弱性に関する懸念が高まった。また社会的・医療的支援もまた地域内にばらばらに点在し、（常駐の医師と看護師がいる）中心的施設モデルは、コミュニティの中に分散していったのである。

１９７０年に、知的障害のある人々のケアにおける最初の地域基盤システムが、ヴォルフェンスベルガー率いるチームによってネブラスカ州に登場した。このシステムは、児童ホステル、青年ホステル、成人訓練ホーム、アパート群で構成されていた。１９７６年には、典型的なグループホームは「約10人の知的障害のある人々が居住する大きな家で、その半数は施設から、残りの半数は自宅から移ってきた人」とされていた。精神病患者を州立施設から移動させる圧力と、ノーマライゼーション原理への支援の高まりから、グループホームの人員数は急激に増加する。１９７０年代初期には、「（アメリカ）精神遅滞者市民協会」が、「可能なかぎり通常の家庭環境に近い、小さな生活単位からなる住居施設」を推奨した。[41] １９６９年から１９８２年にかけて、グループホームのような、民間運営の小規模な地域基盤施設の数は、2万4000から9万8000へと4倍以上になった[42]。この時期に、アメリカ合衆国における精神遅滞者向けの公立施設の被収容者数は、23%も減少したのである。

グループホームの開設スピードの増加を妨げるものが、なかったわけではない。まず、州立施設の患者ケアに充てられていたお金が、地域に流れることは稀であった。さらに、政府の各地方機関は、1970年代に精神病院への批判が高まったにもかかわらず、多くのコミュニティが、自分たちの地域にグループホームができることに曖昧な態度をとっていることを知る。1980年代、見苦しい闘いが北アメリカ中の自治体での市民集会で発生していた。懸念する親たち（ダウン症の子どもを持たない親たち）が、自分たちのコミュニティがグループホームを設置するのに「ふさわしい」のか、また、ダウン症のある大人が彼らの子どもたちに「危険」を与える可能性について不安を表明したのである。そのうえ、精神病院を退院しても、グループホームの欠如と数多い待機リストのために、多くの人が充分なコミュニティ・ケアを見つけられないこともたびたびで、コミュニティ・サービスの寄せ集め的な性格によって、充分なケアを受けられずにいた。ある研究によると、グループホームのうち3軒に1軒が地域住民の抵抗に遭遇し、さらなる推定では、グループホームを開設したすべての運営団体で、地域住民の抵抗のために成功しなかった住居が一つはあったとされている[43]。

だが、多くの困難にかかわらず、コミュニティ・ケアの根は定着し、医学・教育の専門家の指導的メンバーに受け入れられるようになった。たとえば、1976年（ペンローズの死から4年後）に出版された『ダウンの異常』の第2版では、新たに社会的・教育的研究に関する一章が加わり、その中でコミュニティ・ケアの効用が立証されている。著者らはそこで、成人訓練プログラム、特に「生産技術」を教えるプログラムについて言及した。ペンローズとスミスが主張したこの教えによって、ダウン症のある人々の多くが「適した職場を見つける」ことができた。研究の中には、社交的ならびに情緒的な振る舞いや、個人の自立、「言語的知性」など、家庭に近い環境での生活を送ることで得られる利点について明らかにしたものもあった。さらに、ダウン症のある子どもを家庭で養育しようという親のための、包括的な支援サービスも生まれた。一般社会への統合がダウン症のある人の性的関係にもたらす影響への懸念は、以前からあったものである。しかし、ダウン症のある女性の妊娠は稀なことと考えられており、ダウン症のある男性が子の父親になったケースも誰も知らなかったので、ペンローズとスミスは、そのような懸念は取るに足りないとみなした。彼らは、必要あれば、避妊の手段を用いればよいと提案している。注意されるべきは、より正当なこととして、ペンローズとスミスが、「ダウン症のある人々は犯してもいない罪を負わされている」と暗に結論付けたことだ。(44)

ケネディ家とスペシャル・オリンピックス

上述したように、ケネディ家は知的障害に特別な関心を抱いていた。後に大統領になるジョン・Ｆ・ケネディの妹の一人、ローズマリー・ケネディには知的障害があった。彼女の症状の正確な診断名は今なお議論の的である（彼女がダウン症であったと示唆されたことはない）。このケネディ家を襲った多くの悲劇的な出来事の一つに対して、一族の家長ジョゼフ・ケネディは、ウォルター・フリーマン博士に繰り返し治療を依頼した。娘の荒々しい気分と動作の激しい揺れを止めさせようと、新しい実験的な神経外科手術を実施させたのだ。前頭葉切離術（ロボトミー）と今日知られるその治療は不成功に終わり、ローズマリー・ケネディは、いっそう知的能力が限定された状態になってしまった。一家は１９４９年に、ローズマリーをウィスコンシン州の施設に入れる。後に、ローズマリーの妹（ジョンの妹でロバートとテッドの姉）のユーニス・ケネディが、知的障害に特に関心を抱き、１９５０年代にアメリカの州立・私立施設を見学して回った。彼女は次のように回想している。「当時の状態はひどく、特殊教育も、身体運動もなく、スポーツをする機会すらなかった。この訪問は私の生涯に消えない刻印を残した。私は生涯の仕事とエネルギーを捧げるに充分に値する分野を見つけたと悟った」[45]。１９５３年にロバート・シュライバー（後のフランス大使）と結婚後、彼女は、「知的障害」の領域でボランティア活動を始め、１９６２年に、通常のサマーキャンプへの参加を拒否された子どもたちのために保護所（シュライバー・キャンプ）を設立した。合衆国大統領と司法長官である2人の兄と、平和部隊指揮官の夫を持つ彼女のネットワーク網は非常に広大であった。１９６８年には、合衆国に40の特殊キャンプができており、その多くは運動競技を主目的にしていた。これらのキャンプが、スペシャル・オリンピックスの土台となる。１９６８年に、彼女は、シカゴのソルジャー・フィールドで最初のスペシャル・オリンピック競技大会を共同開催した。当時、彼女の夫はフランス大使になっていた。夫の力を借りて、次の「国際」大会は、１９６９年6月にフランスのルーアンで実施され、その後、カナダのトロントで行われた。

スペシャル・オリンピックスは、皮肉にもノーマライゼーション主義が挑んできた「分離」原理に基づいていたが、地域の親たちの組織が結集する積極的な晴れの場所を提供した。スペシャル・オリンピックス大会は、重い感傷主義とある種の「富裕層の責務」から停滞したこともあったが、西洋社会におけるダウン症のある人々の社会的地位を変容させる効果があった。ダウン症のある子どもや大人が地域に明瞭な形で存在することへの緊張と、障害のある児童を普通学級に入れることへの抵抗には、こうした前向きで高圧的でない解決策が切実に必要だったのである。スペシャル・オリンピックスは、ダウン症のある青年の間でも大いに人気であった。知的障害の中で最も認識されやすい「顔」として、ダウン症のある参加者は、ますます大規模化し広告力も高めたこのスポーツ競技の宣伝ポスターを飾るようになる。スペシャル・オリンピックスは、資金調達と意識向上において大々的な成功をおさめ、困難だった一般社会への移行を容易にしたのである。

結　論

ジェローム・ルジューヌは、1994年に膵臓がんで死去する直前に、自分の人生の目標が失敗に終わったと繰り返し主張した。彼は、21トリソミーの病因を発見することだけに関心を寄せていたのではない。慎ましい田舎医師だったルジューヌは、外科の試験に何度も失敗したために臨床検査医学の道に進んだが、21トリソミーの病因発見は単に目的達成の一手段であった。彼の究極のゴールは、病因の発見を利用して蒙古症のある子どもの治療法を見つけることだったのである。治療法については生涯の間に見出せるであろうと、彼は徐々に楽観視していった。[46]しかし、敬虔なカトリック教徒であるルジューヌは、彼のチームの主要な研究結果が、知らず知らずのうちにダウン症胎児の後期流産の誘発に貢献していたことを嘆いた。彼は、出生前スクリーニング計画に反対する運動に加わるも、それは徒労に終わる。次章で明らかにするように、出生前スクリーニング検査は、１９７０年代初頭になると社会一般に知られるようになる。時に「染色体差別主義」と言及し非難したルジューヌは、その科学的偉業から、祖国フランスや他の国々の妊娠中絶合法化反対集会での講演者として重宝された。その結果、彼は、拡大しつつあった遺伝学研究や遺伝カウンセリングの学会から遠ざかることになったのである。彼は、妊娠中絶反対運動者との結束を強めることで、科学界で「物議を引き起こす」者と目されるようになった。人間における染色体数の異常と、染色体欠失（「猫なき症候群」における）を最初に発見した――これらは20世紀医学史の目覚ましい出来事である――重要な研究者であるにもかかわらず、彼がノーベル医学賞候補に推挙されることはなかったのである。

彼の友人たちは、彼が最も権威のある国際的な賞を受けられなかった「政治的」理由について、はっきりと、時には辛辣に述べた。20世紀フランスで最も若く医学部教授になり、遺伝学の教授職に就任し、また、細胞遺伝学の業績に加えて、葉酸と神経管欠損との関係の発見者と目されていたにもかかわらず、彼の医学的名誉は、知的障害への貢献に対してケネディ家からメダルを授かったことと、友人のローマ教皇ヨハネ・パウロ２世から司教科学協会に選出されたことだけであった。ペンローズ自身は、ルジューヌによる21トリソミーの発見への承認を懐疑的な科学界に対して示したそのすぐ後に、彼の業績は「人類遺伝学という科学における大躍進」であり、「トリソミー核型は『月の裏側の写真』に匹敵する」とコメントしている。[47]フランスではルジューヌの熱心な支持者が、別の方法で彼を祝福した。彼が亡くなってから10年後、彼は福者に推薦された。それはカトリックの公式聖人としてルジューヌを崇めようとする最初の一歩であった。[48]

だが、ジェローム・ルジューヌと彼の発見をめぐる策謀は、時代の経過とともに深まっていく。彼は、葬儀での弔辞や彼を「父」と呼ぶ言説に表れているように、フランスにおけるダウン症のある子どもの家族にとって家長のイメージとなっていった。しかし、トリソミー発見の50周年を記念して、ある驚くべき出版物が刊行される（フランス語で出版、２００９年に英訳版が刊行）。それはもはや忘却されていた心臓学の研究者で組織培養の専門家であるマルト・ゴーチエによるものだった。彼女はこの文章の中で、21トリソミーの発見について事細かに語り、ルジューヌが（彼のボスで指導教官であるテュルパンの支援を受け）この発見を完全に自分のものにしてしまったと説明したのだ。ゴーチエによると、ルジューヌは、彼女と他の２人の女性助手が１９５８年に取り組んだ細胞実験にはほとんど関与せずに、彼女の技術がもたらした明らかな成功だけに飛びついて、その結果を写真におさめたという。彼は、マギル大学でこの結果を報告して、彼自身が研究リーダーであるような誤った情報を流し、重要な科学誌には著者名として最初に自分の名前を載せるようテュルパンを説得したのであった。ゴーチエによると、研究者チームの中の若い女性研究者である彼女が、この科学的成果の着服について公言することは、彼女自身の医学的・科学的経歴を終わらせることであり、事実上、不可能であった。[49] 15年前に死去していたルジューヌには、もちろんこの重大な申し立てに応じるすべはない。鍵となる当時の研究者たちへのさらなる調査は不充分であり——その多くはすでに亡くなられた——21トリソミーの真の発見者は、歴史上、論争中である科学発見の膨大なリストの一つに加えられるだろう。

第5章　一般の社会の中へ

1975年5月、ニューヨーク州に住む37歳のドロレス・ベッカーは、ダウン症のある子どもを産んだ。この点で、彼女は普通ではなかったが、特別なことではなかった。1970年代のダウン症のある子どもの出生率は、800人中1人であり、彼女の年齢層では、400人中1人ほどであった。しかしベッカーの反応は、彼女と同様の状況に当惑する多くの親とは著しく異なっていたのである。彼女と夫のアーノルドは、ニューヨーク州裁判所に自分たちの苦境を申し立て、彼女を担当した3人の医師を告訴した。ベッカーと夫は、35歳以上の女性に推薦されていた羊水穿刺による出生前診断の存在と、その検査でダウン症を発見できるという事実を知らされなかったと強く主張した。彼らは、胎児に21トリソミーがあると知っていたら、間違いなく中絶したと証言した。夫婦は、身体的損傷、精神的・感情的苦痛、ダウン症のある子を育てるのに必要な医療費、そして赤ん坊に代わってこの子の「不当な人生」に対する損害に対する賠償を求めた[1]。この件が国際的な関心を集めたのは、両親が子どもの一生涯にわたる医療費を受け取ったためであるが、子どもの「不当な人生」をめぐる損害への賠償請求は却下された[2]。夫婦は当初、金銭的損害ではなく感情的苦痛を訴えようと決意していたが、1年後、娘を養子に出すことに成功すると、感情的訴えを取り下げるにいたったのである[3]。

ベッカー家の法的挑戦は、北米の医療倫理史において画期的な研究となっている。ダウン症の歴史にとって、それは、20世紀最後の30年間の有力なテーマ的対立を示している。出生前スクリーニング検査から小児心臓手術まで、新たな医療技術と臨床治療は、知的障害のある人々の社会的価値に関する倫理学的議論の高まりに寄与し、また部分的にそれらを構成するものでもある。また別の局面では、遺伝検査を基盤とした胎児の選択的中絶が、多くの西洋諸国における中絶権の変わりゆく様相と交差していた。フェミニズムの「第二の波」の高まりは、中絶するかどうかの選択権を女性の権利とするように激しく求めた。一方で、障害のある人々の支援団体は、「静かな」優生学と称して非難した。非常に複雑な個人の選択が、急激に変化する社会的文脈の中で行われていたが、その頃、一方で政府は、グループホームやホステル（長期滞在施設と地域とをつなぐ中間的役割を果たし、生活訓練などを通じて地域への移行を目指す施設）、または地域コミュニティでの自立した共同生活を支援する代わりに、長期滞在施設を徐々に小型化していった。その間、親の会は、ノーマライゼーション原理の採用を求め、実際の社会政策の中に盛り込んでいった。20世紀の終わりには、ダウン症のある人々と、彼らに関する社会的議論は、一般の社会の中に入ってきていたのである。

親の会

第二次世界大戦後、ダウン症のある子どもと大人を支援する団体が、草の根レベルで生まれた。この多くは、同じ立場の家族同士が互いに助け合うことを求めて誕生した小規模の親の会であった。これらは、市単位の団体で、たいていは「精神遅滞者地域協会」という名の下に連合し、地域生活で一般に必要なケア――特殊教育や心理相談への支援、また公的な施設の外側で生活を送るためのソーシャルワーカーによる支援――に重点的に取り組んでいた。地域活動家によって組織された非営利団体は、１９４０年代から１９５０年代に北米などの地域で広がりを見せ、住民の自宅や、コミュニティ・センター、教会の地下室で会合が開かれる。親のグループは、「権利」という言葉で自らを表現した。そして１９６０年代初頭になると、権利は多くの西洋世界で最も有力な政治的用語になったのである。

全国の「精神遅滞者（イギリスでは、「精神障害者（mentally handicapped）」または「精神欠陥者」）協会」は、普通教育への統合や、出生前スクリーニング検査、公的サービスに関する問題について、公選議員にロビー活動を行った。彼らは、普及啓発活動にも取り組み、ダウン症という疾患に対して、世間が正当な理由なく持っている非常に否定的な印象を覆そうとした。イギリスの親の組織は、第二次世界大戦直後にジュディ・フライドが開いた「遅滞児童親の会（Association of Parents of Backward Children）」から始まった。この団体は、後に「王立知的障害児・知的障害者協会（Royal Society for Mentally Handicapped

Children and Adults)」となり、メンキャップ（MENCAP）と呼ばれている。同じく、ニュージーランドでは、親の会が、ハル・エニオンとマーガレット・エニオン夫妻によって１９４９年に設立された。彼らにはダウン症のある当時13歳の息子がいた。息子のために適切な教育サービスを見つけることの困難に直面したエニオン夫妻は、他の親たちと出会い、全国親の組織を作ったのであった。このニュージーランドの組織は、１９５１年には６００人以上の会員を有し、相互支援と情報を提供している。(4) 日本では、１９６３年に諸岡順勝氏が代表の親の会「こやぎの会」（本部・東京都新宿区）が発足、また１９６４年に小石隆常氏が代表の親の会「小鳩会」（本部・千葉県市川市）が発足し、この二つの団体がそれぞれ呼びかけて全国規模の親の会が形成されていった。(5) 大きな全国組織は、ダウン症の研究を支援するために大学と連携することもあった。カナダ、トロントの全国精神遅滞者協会（リーハ協会 Roeher Institute）は、ヴォルフェンスベルガーのノーマライゼーションに関する重要な論文を共同出版している。他に、慈善のための募金を行う奉仕会——北米のロータリー・クラブやキンズメン・クラブのような——に大きく依存している団体もあった。

もっと後になると、代表的なダウン症協会が、21トリソミーのある人々を特に擁護するために設立される。アメリカ合衆国では二つの協会が誕生した。まず、「全国ダウン症会議（National Down Syndrome Congress）」（１９７３年に創立）が、「精神遅滞者市民協会（Association of Retarded Citizens）」（通称ＡＲＣ）の委員として出席していた人々のグループから誕生した。加えて、「アメリカ合衆国ダウン症協会（National Down Syndrome Society of the United States）」が、１９７９年にエリザベス・グッドウィンとアーデン・モールトンによって、多数の傘下団体を持つ統括組織として設立された。グッドウィンは、ダウン症のある女の子の母親であった。「ニュージーランドダウン症協会（New Zealand Down Syndrome Association）」は1980年に誕生した。この協会は当初、「ニュージーランド知的障害者協会（New Zealand Society for the Intellectually Handicapped）」と改称された団体の下部組織であり、ダウン症のある子どもと親のための特別な支援サービスを提供した。(6) 一方、オーストラリアでは、ダウン症協会は各州で個別に誕生し、連邦レベルでゆるやかな連合を形成していた。(7) その最初の団体、「ダウン症児童協会（Down's Children Inc.）」（後に、「南オーストラリアダウン症協会（Down Syndrome Society of South Australia Inc.）」）は1974年に設立され、それと類似した組織が1976年にクイーンズランド州に、1978年にヴィクトリア州に、1986年に西オーストラリア州に、1987年にオーストラリア首都圏に誕生した。日本では、全国規模で活動を続けてきた親の会「こやぎの会」が中心となり、財団法人「小鳩会」をはじめ全国の親の会に働きかけて、任意団体である日本ダウン症協会が、臼田宏を理事長として1995年に設立された。(8)

親主導の組織の究極の目標は、特殊教育の普通教育への統合であり、数十年におよぶ隔離実践から教育政策を変更させようと取り組んできた。前章までで示したように、19世紀末から20世紀半ばまで公式の障害児教育を支配していた方法論は、教育検査と知能分類に基づく隔離教育であった。この隔離政策に挑んだ親たちは、校長や教師や教育委員会当局から敵意を向けられたり中傷を受けたりしてきた。それでも、1960年代までに変化は起きていた。公立学校制度における人種差別廃止をめぐる議論によって二分されていた北米の地域では、ほぼ必然的に、障害のある生徒の普通教育への統合をめぐる議論も同時に起こっていた。親の会は、先導してノーマライゼーションに関する議論を進め、この見解を普及させた。「最小限の制限を代替案」とする規定は、ダウン症のある児童の普通学級への完全な統合から（1990年代まで非常に稀であった）、地域の普通学校に特別に設置された特殊学級まで、幅の広い解決法をもたらした。だが、親の会がおそらく最も組織化され、最も政治的な組織であったアメリカ合衆国でさえ、1970年代初頭に推定600万人もの児童が、正規の学校制度のもとで教育を受けていなかった。

しかし、それから2、3年のうちに、立法措置により、正規の学校での教育を求める親たちは法的手段を手に入れた。「全障害児教育法（Education for All Handicapped Children Act）」（EHA、「公法94-142」と知られている）が、1975年に成立したのである。このアメリカの法律は、精神的・身体的障害にかかわらず、すべての児童に教育を受けさせるよう公立学校に義務づけたものである。学校は、障害のある生徒一人ひとりの性質を評価し、同じ学校に通う障害のない生徒と同様の教育を経験できるように、各個人の教育計画を立案しなければならないとされた。全障害児教育法のもと、親は、地域の教育委員会と子どもの教育の方向性を決定するために一連の特別な話し合いを行うことが奨励された。これらのステップが行き詰まったときにだけ、親は、委員会の決定に対して司法審査を求めることができた。しかし、以上の方策を利用してもなお、ダウン症のある児童が通常学級に入れるのは稀なことであり、普通学校の特殊学級においても同じことであった。むしろ、1970年代の北アメリカの教育委員会の主要方針は、前から存在する学校（あるいはその一部）を「訓練可能な知的障害者」向けの特別センターに転換することであった。ダウン症のある子どもと他の知的障害のある子どもは、そこに一緒に入れられたのである。

教育的統合、または特殊教育撤廃と呼ばれる運動のゆるやかな進展はイギリスでも見られたが、公的政策と実践の間には大きな隔たりがあった。1950年代初頭以降のイギリスの議会資料には、統合の原理が公式な政府政策であるとの提議が見受けられるし、1970年代に刊行された様々な出版物にも、そのような方針を支持し採用しようという動きがイギリス全土に生まれていると主張されている。しかし、後の報告書は、1950年から1977年にかけて、特殊学校の生徒数が確実に上昇したことを示していた。(9)そのうえ、1967年に公刊されたプロードン報告書は、教育優先地域の創設のような手段を通じて教育の剥奪を減らすことを企てたものであるが、隔離的な特殊学校制度に関しては、特別に除外されている。(10)とはいえ、実際のところは、普通学校内に知的障害のある児童が入学できるかどうかは、個々の学校管理者の裁量にかかっていた。たとえば、ブロムリでは早くも1971年に、重度の知的障害のある子どもたちが普通学校に入学しており、同じ時期に、ダービーシャー州南部の知的障害のあるすべての児童が普通学校に入学した。(11)レスターシャー州でも同じ現象が見られ、知的障害のある多くの児童が普通学校に入学したが、これはイースト・ミッドランズ地方教育長の教育理念によるものであった。

イギリスの統合原理は、1973年に公式に表明された。ウォーノック委員会が、「イングランド、スコットランド、ウェールズにおける、身体と精神の障害のある児童と青年のための教育施設」の再調査を求めたのだ。[12] 実際には、その提案の実現に時間がかかり、1981年教育法でようやく、その勧告の多くが法律として明記された。その法制化でもたらされた大きな変化は、これまでの障害の種類を「特別な教育的ニーズ」の考えのもとに解釈し直すことであった。法律は、環境が次の三つの条件に適合すれば、児童は普通教室で教育を受けるべきであると勧告した。1番目は、児童が必要とする特殊教育を受けられること、2番目は、共に教育を受ける児童のために効果的な指導も用意されていること、3番目は「財源を効率的に使用できること」であった。[13] 教育法は、1983年4月1日、痛ましくも施行された。上述した変化は、知的障害のある子どもの教育施設における思想的な変化であるとみなす人々もいた一方で、現場の変化は緩慢であり続けた。事実、教育・科学局の執行部は、同法が「差別廃止主義」に則っていないという意見を即座に否認した。だが、1985年の研究は、感覚性障害のある児童を普通学校制度に組み込む全国的な流行があるが、一方で中度から重度の「学習障害（learning difficulties）」のある児童の分離教育の廃止は非常にゆるやかなペースで行われている証拠があることを示していた。[14]

オーストラリアでは、教育政策の権限を州単位に移譲したことで、国としてみればサービスに著しいばらつきが生まれた。西オーストラリア教育法は1976年にやっと、盲児・聾唖児・精神欠陥児の教育には親が責任を持つことと規定され、同じ頃、ヴィクトリア州では、特殊教育は、州の特別教育局長官の権限の下、運営されていた。[15] ニュージーランドでは、教育局が「児童のケアにあたり、普通学校がその許容範囲を超える場合のみ」特殊学校を提供するという政策を打ち出したにもかかわらず、障害のある多くの子どもが隔離政策の下に置かれ続けた。[16] １９７０年代初期には、ニュージーランドでの普通学校で「通常」教育を受けていた知的障害のある児童（当時、「知能が中度に低い者（moderately intellectually subnormal）」と定義された）約１３００人のほぼすべてが、障害のない子どもたちとの交流の機会のない隔離教室に置かれていたのである。[17] しかし、１９８０年代初頭には、ウォーノック委員会が支持した原理が、オーストラリアとニュージーランドでも牽引力を得はじめた。１９８１年の国連の国際障害者年を受けて、オーストラリアの全州で特殊教育政策の包括的な再考が行われ、生徒の権利や適切なカリキュラム、教師訓練や統合教育などの問題点が考慮されたのである。[18] 教育現場の一世代にも及ぶゆっくりとした移行（隔離学校と私立学校と家庭での個人教育から、普通学校制度での包括的な教育へ）は、それでも、親の会の最初で、おそらく最も重要な勝利であり、地域レベルでの無数の小さな対立と主張、そして法律への挑戦の結果であった。

出生前スクリーニングの興隆

初期の親の会が、ダウン症と知的障害のある子どもの普通学校制度への統合に運動の共通性を見出した一方で、医学界は、これらの篤志団体を引き裂こうと脅かす、重大な倫理的問題を提起していた。１９５０年代に産科医は、一般的な調査技術として妊婦の羊水の検査を始めた。１９５６年になると、研究者たちは、羊水穿刺で得られる細胞内のバー小体の有無で胎児の性別を判断できることを発見した。主要な学術雑誌『ネイチャー（*Nature*）』に発表された論文[19]は、血友病Aやデュシェンヌ筋ジストロフィーのような遺伝性障害は羊水検査により出産前識別が可能であると述べ、羊水の使用に対する研究者の関心を高めた。１９６６年に、羊水細胞培養が核型分類（前章で述べたように）に適していることがさらに示され、１９６８年には、羊水の細胞を培養することで21トリソミーが識別できるようになる。しかし、羊水穿刺の欠点は、妊娠16週まで精密な実施ができないことと、１０００分の１の割合で流産を伴うことであった。このため、科学者たちは、もっと早い時期に検出できる他の方法を探した。たとえば、１９６０年代後半には、ハーネマンとモールが初めて絨毛膜の生検に挑んだ。これが成功すれば、絨毛採取によって、妊娠の非常に早期の段階で診断できる道が開かれていただろう。これはつまり、妊娠を家族以外の人々が気付かないうちに中絶できるだけでなく、中絶が妊娠初期に実施されることで、非常に安全に行われることを意味する[20]。しかし、絨毛採取による流産率は受け入れがたいほどに高く、採取された細胞を培養することも難しかった。当時は絨毛採取が難しかったことから、羊水分析を行う遺伝学研究所が急激に拡大した。そして羊水穿刺は胎児異常発見のための最も一般的な出生前検査になったのである[21]。

羊水穿刺の使用の増加――35歳以上の妊婦に一般的に検査が推奨された――は、家族と地域のダウン症への態度を根本的に変えた。一方で、それは障害の遺伝学化、つまり胎児の発育異常は両親の過失でも、異常のある胎児本人の過失でもないという認識の普及につながった。よって、最後まで残された非難の痕跡――ダウン症は両親の罪への報いであるというもの――は、遺伝学という新たな科学のもとで消え去っていった。その反面、出生前診断が新しく開いたのは、激しい倫理的対立の場――すなわち、ダウン症のある子どもは生まれるべきか否か――であり、その結果、この症状を（人口流産を通じて）根絶しようという科学技術が誕生したのである。当時の医学指導では、両親に出産を中止するように常に助言が行われていたが、医師は、両親が「選択」として出生前スクリーニング検査を受けられるように、慎重に言葉を選ぶ傾向にあった。また、ダウン症のある子どもが生まれれば、他のきょうだいを適切に育てることに大きな影響が及ぶと両親が警告を受けることも多々あった。さらに、訴訟好きのアメリカ合衆国では、裁判事例が出生前診断の受診をあおっていた。ベッカーの事例のように、医師が高齢の妊婦に羊水穿刺について伝えなかったとの理由で首尾よく訴えられたという同様の（ダウン症と他の遺伝的障害に関する）訴訟が、1970年代後半にはいくつか解決済みであった。こうした訴訟やその他の類似の法医学の決定に応えて、アメリカ産科医・婦人科医学会とアメリカ小児科学アカデミーは1983年に、会員に対して、リスクの高い妊婦には出生前診断の提供または紹介を行うように助言する。さらに、アメリカ合衆国は、1970年代まで国民皆保険制度を設立しなかった数少ない国の一つであったが、民間の健康保険維持機構の80％が、「医師の指示を受けた」場合にダウン症の出生前検査の保険適用を実施し、非営利の健康保険組織であるブルークロス・ブルーシールド協会においても75％で同様の適用を行っていた。(22)

出生前検査についての社会的態度の転換により、準医療活動である遺伝カウンセリングが登場した。

地域の診療所または公立病院に所属する遺伝カウンセラーは、公の健康マニュアルを制作して妊婦に配布した。1970年代初頭の遺伝カウンセリングに関するマニュアルは、遺伝学という「科学」の普及と密接に関わっており、そこには核型分析や、出産年齢に関するリスクの分析、また転座やモザイク現象のような問題点が提示されていた。ダウン症のある子どもを産むという実際の経験を示す場合には、これらの初期のチラシの多くで、そのような子どもを持つことで必ずや失望と重荷を経験するため、出産は避けるべきだと伝えている。出生前診断と家族計画に関する文献の主要なテーマは、ダウン症のある子どもを持つことは悲劇であり、それは出生前診断サービスを受けることで避けられるし、またそうすべきであるというものであった。ハリスは、1974年の『出生前診断と選択的中絶（*Prenatal Diagnosis and Selective Abortion*）』[23]の中で、出生前診断の目的は、より大きな「社会問題」の見地から、胎児異常を発見して中絶することだと論じている。オーブリー・ミランスキーは、1973年に出版した『遺伝病と精神遅滞の防止（*The Prevention of Genetic Disease and Mental Retardation*）』[24]において、障害の根絶の必要性を繰り返し述べる。彼は、中絶の決定は家族次第であると結論付けているものの、「社会の健康」について懸念を持ち続けた。1970年代初期に発表された出生前診断に関する研究のもう一つの主要テーマが、とどまることのない出生前検査テクノロジー信仰である。羊水穿刺が秘める可能性に、これらの研究者たちは挑んだが、医師である彼らの多くは、スクリーニング・プログラムや羊水穿刺の利用が増したのは、親たちがそうした生殖技術の使用を熱心に望んでいるからだという前提で研究を行っていたように思われる。ハンチントン舞踏病やクラインフェルター症候群に関する文献も多くみられたが、たいていの場合、出生前検査技術を通じて防ぐことの可能な「遺伝子病」の中では、おそらくダウン症が最も有効な例であるとみなされていた。

だが、１９７０年代後半に、遺伝カウンセリング・マニュアルが、症状の深刻さと個人の生活の質に関して、新たな社会問題を提起するようになった。特にケスラーは、遺伝的原因にはさほどの関心を抱かず、ダウン症のある子どもを持つ家族を心理学面から支援することに大きな興味を持った。彼がダウン症のある子どもの状況についてより慎重な論調で述べたことは、一部で新しい教育学や心理学の書物にも影響を与え、やや前向きに、21トリソミーのある子どもの可能性が論じられるようになった。たとえば、ガートは、家族の中で（施設入所ではなく）ダウン症のある子どもを育てることが、「普通の」きょうだいのみならず親にとっても有害であるというこれまでの主張を修正しようとしている。彼女は、「蒙古症」のある赤ん坊と「普通」の赤ん坊を比較し、両親ときょうだいが感じるストレスのレベルに有意な差はないと主張した[25]。彼女は、ダウン症のある子どもを育てることは本質的に重荷ではなく、むしろ、ピルや他の科学技術によって完璧な身体への期待が高まり、そのような方法によって可能になった計画のために、社会がダウン症のある子どもを重荷と見るようになった、と明快に述べている。１９７０年代に社会の態度や期待感が変化したにもかかわらず、診療所では羊水穿刺の影響が大きかった。南オーストラリア州でのある研究結果では、出生前検査が拡大し、ダウン症のある胎児の中絶の割合が１９８２年の７・１％から１９９６年に75％に増加し、その間に、21トリソミーのある子どもの出生数は60％減少したことを示していた[26]。

ダウン症と妊娠中絶論争

羊水穿刺は、胎児のダウン症の検査のために、信頼されて幅広く使用された処置であった。その使用の増加は、当時の中絶の権利をめぐる議論と交差し、それを活発にした。法律は国によって大きく異なっていたが、大体の方向として、1960年代から1970年代に、胎児の選択的中絶に関する刑法が見直されている。1967年から1973年にかけて、オーストラリア、イギリス、日本、カナダ、アメリカ合衆国の中絶法がすべて修正され（または廃止され）、医学的症状の規定の下で合法的な中絶が許可された。フランス、西ドイツ、ニュージーランド、イタリア、オランダは、1970年代末までに先例に従った。多くの国で中絶が解禁され、母親の健康が危険にさらされる場合を特例とするという病院委員会の裁決のもとで、医師と妊婦に対する処罰が廃止された。ここでの「健康」は様々に解釈されたが、重度障害のある子どもを育てる困難から生じる「精神的健康」が含まれることも多かった。この結果、医師と患者、また（関与可能なところでは）病院委員会は、21トリソミーのある子どもが母親の精神的健康に回復不可能なほどの影響を与えることを根拠にして、中絶を制限する法律の抜け道を得たのである。

最初に新たな中絶法を導入した英語圏の国の一つがイギリスであり、1967年に中絶法が成立し、他の英語圏の国々の新たな中絶法の導入に重要な役割を果たした。イギリスの新たな中絶法は1968

年４月27日に施行され、同法は、それまで判例法によって規定されていた中絶に法的根拠を与えた。簡単に言うと、中絶は、「(a)妊娠の継続が、妊娠を中断した場合に比べてはるかに、妊婦の生活や、または妊婦あるいは家族である子どもたちの身体的・精神的健康に損害を与える危険を大きく伴う、(b)出生により子どもに、非常に重い障害となる身体的・精神的異常に伴う相当な危険がある」場合に合法とされた。また、女性の健康を害するリスクを判断する場合には、「妊婦の実際の環境や合理的に予測できる環境を考慮に入れなければならない」とも述べられていた。法律が施行されると、合法中絶数は急激に上昇する。[27] １９７０年代の間、ほとんど1年ごとに法律は改正され、中絶の規定は厳しくなったが、成功はしなかった。

１９６７年に、カナダ医学会、カナダ法曹協会、モントリオール人道主義連盟は、中絶法の自由化を求める提案を政府に行った。[28] その2年後、刑法が改正される。改正法では、産児制限に対する姿勢の変更に加え、処置が病院で実施され、医師委員会の決定により「妊娠の継続が……女性の生命と健康を危険にさらす、またはその可能性がある」と認可された場合にのみ、中絶が許可された。この改正法は大きな議論を呼び、１９７０年、これを修正するための運動が起こった。しかし、最高裁判所が１９８８年に、同法は「権利と自由のカナダ憲章」に矛盾するという理由から「憲法違反」であるとの判決を下すまで、改正法は存続したのである。それ以降、カナダには中絶に関していかなる法的な制限もなくなった。

カナダ最高裁判所の判決の前に、アメリカ合衆国では、ロウ対ウェイド裁判の結果に伴い、中絶に劇的な変化が起こった。いくつかの訴えから成る長い法定闘争の後、連邦最高裁判所は1973年に判決を言い渡した。それによると、中絶を犯罪とする法規は、憲法の修正第14条のデュー・プロセス条項によって保護される女性のプライバシーの権利と矛盾する、という理由から違憲とされた。特に、連邦最高裁判所は、中絶の権利は根源的であり、州はその権利にますます関わりを持たざるをえないなかで、中絶の合法性は、それがいつ実施されるかによるであろう、と述べた。判決により州は、妊娠3ヵ月までの間、中絶を禁止したり、中絶が実施される状態を規制したりすることができなくなった。次の3ヵ月間は、中絶の規制が母体の健康の保護と保全に合理的に関係している場合、その手術を法的に規制することができるが、中絶を禁止することはできない。さらに、胎児が生育可能なら（24〜28週とされた）、州は、母親の健康と生命を保護する必要がある場合を除いて、中絶を禁止することができた。関連事例であるドウ対ボルトン裁判の中で明らかにされたように、「健康」とは、「患者の幸福な状態に関係する……あらゆる要素」に関するものとされている[29]。

このように、ダウン症の出生前診断の一般的普及は、多くの西洋諸国で中絶法が緩和されなければ起こらなかった。事実、当時の多くの親にとって、出生前診断の第一の目的は、ダウン症のある子どもを持つという「重荷」に対して、妊婦とその夫に心の準備をさせることではなく、合法的な人工中絶の選択をするよう、彼らに迫ることだと思われた。ダウン症協会や支援者団体は、医師と準医療専門家が提示する出生前スクリーニング検査の方法に懸念を表明した。新たな技術は、表面上は妊婦と夫が情報に基づいて意思決定を行う能力を向上させたが、夫婦たちが実際に経験したように、その手続きの真の原理は、ダウン症のような遺伝子異常がないかを検査によって発見し、中絶させることであった。実際、ダウン症は、羊水穿刺の促進のために利用される典型的な先天的異常となり、出生前スクリーニング検査の使用をもっと拡大しようという公衆衛生の広告に、恐怖戦術として利用されたのである。公衆衛生運動は通常、「ダウン症や他の染色体問題」へ対応するために出生前スクリーニング検査を求める女性の声を伝えてきた。今、女性たちは、妊娠を続けた場合に、自分の（ダウン症でない）他の子どもや家族にどんな未来が待っているかについて強制的な情報が与えられたことを詳しく語り始めている。このように記述されていない非公式な１９７０年代の臨床文化は、数十年間にわたって歪められたままであったのだ。

救命治療の見合わせ

出生前スクリーニング検査への懸念の根底には、一部に、障害にも価値があるという考えや生命の尊厳の重視があった。それと同様の倫理学的問題が、救命治療の見合わせに関して起こり始めた。ダウン症のある子どもたちは、関連する多くの身体的問題をもって生まれる。ダウン症のある幼児の約50％に、重篤な先天性の心臓欠陥（特に、房室中隔欠損または心臓中隔欠損と呼ばれるもの）と僧帽弁逆流や大動脈逆流などの心臓の発育不良がある。今日では、生後６ヵ月以前の重度の心疾患の乳児の心臓手術の予後は、同程度の心疾患で手術をしたその他の子どもの場合と変わらないが、１９７０年代にはまだ心臓手術は揺籃期であった。１９５０年代に人工心肺が進歩し、（１９６０年代に）外科研修医が標準的な輪番制で心臓手術を行うようになって、心臓内損傷の修復はより日常的に行われるようになった。たとえば、冠動脈バイパス手術は１９６８年に導入され、１９７０年代初期までには幅広く実践されるようになる。１９７０年代半ばには、小児心臓手術が、実験から実際の臨床へと移行した。こうした流れの中で、小児外科医は、ダウン症のある子どもに生じる問題に、より精通していった。１９７３年に、たとえばアメリカ心臓病学会は、ダウン症候群に関連する主な心臓異常に関する論文を公表し、最もよく見られる三つの問題として、心内膜床欠損症、孤立性心室中隔欠損症、ファロー四徴症を個々に記載し、また心内膜床欠損症と関連するものについて論じている[30]。

小児外科治療は、ありふれたものになってきてはいたが、なお危険が伴い費用も高かった。臨床領域においては、根本的な課題が水面下で沸き起こっていた。すなわち、致死的な状態で生まれた赤ん坊や、21トリソミーを原因とするような「重度の発育不良」を伴う子どもに、救命治療を行うべきか否かという議論である。アメリカ合衆国の最初の有名な事例が、１９７０年代初期の、ジョンズ・ホプキンス病院で生まれた赤ん坊の事件である。赤ん坊は、回復性腸閉塞で通常の摂食ができない状態で生まれた。しかし、両親はその症状を緩和するための手術を拒否した。子どもがダウン症も併発していたからであった。赤ん坊は、充分な栄養を与えられずに死亡した。この出来事の報告を受けて、両親の意向をくみ取った外科医の決定をめぐり、一般人や専門家の間で激しい論争が起こる。実際、その事件は大きな話題となり、連邦政府も巻き込むことになったのである。事件の１ヵ月後、１９７３年リハビリテーション法５０４条において「障害」があることを理由に個人を差別することは違法であるという旨を繰り返す通知が出された[31]。救命治療の拒否は重要な倫理学問題となり、ダフとキャンベルは、『ニューイングランド医学ジャーナル（*New England Journal of Medicine*）』に寄せた解説の中で、こうした状況に対し自分たちの病院がどのような姿勢で臨むべきかを検討している。彼らは、意思決定の重責は、家族と、彼らに助言を与える専門的アドバイザーが担うべきであると結論付けた[32]。彼らの結論が示唆したものは、重い病気に冒された子どもには、両親の望みとは異なる固有の権利はないという原則であった。

論争と意見の多様性は、『小児科学（*Pediatrics*）』という小児科学の旗艦雑誌に持ち込まれ、それに応じて、１９７６年から７８年にかけて、ダウン症のある子どもの死亡率と罹患率に関する多くの論文が掲載されている[33]。21トリソミーのある子どもの平均余命は、多くの西洋諸国では35歳に上昇したが（50年前は20歳）、ファインゴールドは、いまだ生じている多くの子どもの死亡は、すでに普及している小児科心血管手術による治療を実施しなかったことによるものだと主張した。ファインゴールドは、自身のボストンでの臨床行為のデータと、合衆国全体における小児外科医・小児科医の姿勢について実施した全国調査とを引き合わせた。この１９７７年の調査で、ファインゴールドらは、医学界の総意は、単に科学技術とその技巧の状況から、すべての子どもを救済する必要はないというものである、と結論付けた。さらに、彼らは、「親と医師が（優先順位はこの順序）、重度の障害のある新生児への治療を見合わせるべきか否かを決定する究極的な責任を負うべきだ」という見解をそこに見出した[34]。

この倫理的論争は、一人の医師によるダウン症のある子どもへの救命治療の拒否という行為を、単に安楽死という臨床的措置を招きかねないとか医療父権主義だとして捉えたものではない。ジョンズ・ホプキンス病院の事件がそうであったように、子どもの親が救命可能性のある治療を妨げようと介入した（あるいは医師に同意した）ケースがたくさんあったのである。1982年に、論争は頂点を迎えた。インディアナ州のブルーミントンで、ダウン症のある一人の男児が、食道閉鎖（通常の摂食ができない欠陥）を伴って生まれた。彼の両親は、手術成功の見込みは高かったにもかかわらず、この欠陥を治す手術への同意を拒否した。家族を担当した産科医は、証言の中で、「こうした（ダウン症のある）子どもは、思ったことや感じたことを伝えることが全くできない」と述べたことが後に明らかになっている。[35] ブルーミントン病院の看護師と小児科医などがこの子を救うために提訴したが、裁判官は「赤ん坊が両親によって放置されていたと信じられる相当な証拠は存在しない」という判決を出した。栄養補給と点滴を拒まれた「ベビー・ドウ」は、6日後に死亡した。ベビー・ドウを養子にしたいと申し出た人もいたが、悲劇的にも、両親はこの赤ん坊を養子に出すことを拒否したのである。

類似した痛ましい事例がイギリスの裁判所にもある。1980年6月に、モリー・ピアソン夫人が、ダービー・シティ病院でダウン症のある子どもを出産した。彼女と夫は、赤ん坊の知的障害を知って悲嘆に暮れ、この子の養育を拒絶した。このため、病院の上級顧問小児科医、レオナルド・アーサー博士は、赤ん坊のカルテに、「両親が生存を望まない。看護ケアのみ」と書き、DF‐118（ジヒドロコデインを含むモルヒネ型の薬）を表向きは赤ん坊の苦痛を和らげるためという理由で処方した。赤ん坊はジョン・ピアソンと命名されたが、3日後に死んだ。死因は、「ダウン症による気管支肺炎」であった。

しかし、ダービー・シティ病院の匿名の人物から、「ライフ協会（Society of Life）」（１９７０年にイギリスに設立された団体で、先天性障害のある幼児の救命治療を強く求めた）と警察に情報が寄せられる。赤ん坊はアーサー博士が死に至らしめたのであり、その子は「死ぬまで栄養を与えられず、離れの病棟に置かれていた」と断言するものであった。[36] １９８１年2月、アーサー博士は殺人容疑で逮捕され、レイチェスター刑事法院で裁判にかけられる。

起訴の要求は3段階から成っていた。最初に、ジョン・ピアソンは知的障害を除けば健康であった。しかし、アーサー博士は、両親が養育を拒否したために、「看護ケアのみ」とジヒドロコデインを処方した。その目的は「赤ん坊を死なせる」ためであったという主張である。だが、アーサー博士を殺人罪で有罪と宣告する証拠は不充分であり、裁判官（ファカーソン判事）は、殺人罪を退け、殺人未遂の罪で審判を続行すると宣言した。罪状の変更によって、事件の重点は原因から意図へと移った。裁判官は陪審員に向けて、子どもが「回復不可能なほどの障害を有し」、その子の養育を両親が拒絶する場合には、赤ん坊に鎮静剤を処方して、さらなるケアを施さないことは合法であると示したのである。[37] さらに、彼は「自然の経過に任せること」と、赤ん坊を殺すために積極的な行為を行うことを区別した。2時間の後、陪審員はアーサー博士が無罪であるとの決断を下した。[38]

レオナルド・アーサー博士に対し殺人未遂で無罪判決が出た頃、ＢＢＣ「パノラマ」取材班がある世論調査を実施した。その調査では、３４０人の小児科医のうち、アーサー博士がジョン・ピアソン事件でとったような行為を自分もするだろうと答えた者は誰もいなかった、と報じられた。この調査を手短に説明すると、質問表が６００人のイギリスの顧問小児科医・小児外科医に送られたが、３４０が返送され、そのうち完全に記述されていたのは２８０であった。質問の一つは以下のとおりである。「ダウン症はあるがそれを除けば健康な赤ん坊がおり、その子が生存するためには、通常のケアのみが必要である。あなたは、その赤ん坊にそのようなケアを施しますか」。両親が受容した場合と拒絶した場合とで回答が分けられていたが、90％の回答が、両親が拒絶したとしても通常のケアを提供するということを示していた。アーサー事件について雑誌『新たな社会（*New Society*）』に寄稿された論文の中で、ある著者は、この調査を証拠として、「たとえ医師が医療倫理の決定者だとしても――私はそう思わないが――調査対象の誰もその［アーサーの］行為を適切だとみなしてはいなかった」と述べた。[39]

ダウン症と権利論争

以上の事例は、ダウン症の人の社会的権利をめぐる論戦が、解決されていないにしても法廷の場でいかに数多く繰り広げられたかを示している。生命倫理の悩ましい問題のうち、性と生殖に関する権利ほど、多くの論争を重ねたものはなかった。これまでの章で明らかにしたように、20世紀初頭に優生学に感化されて始まったダウン症のある大人の任意断種は、第二次世界大戦後も依然として継続していた。アメリカ合衆国では１９６０年代に、各州で断種法が無効にされ始めたが、家族主導の非公式の断種は広く残っていた。カナダでは、１９７２年と１９７３年になって、アルバータ州とブリティッシュ・コロンビア州で、40年間にわたり施行されてきた「性的断種」法が廃止された。[40] 一方、ニュージーランドでは反対に、１９７７年の「避妊法、断種、妊娠中絶行為に関する調査委員会」が、もしある者が「知的障害」のために自らの断種手術に同意することができなくても、他の一人の同意をもってその断種手術を行うことができる、と主張している。最終報告書で、調査委員会は、「ニュージーランドの精神病施設の中には当時、女性患者へのホルモン避妊剤の投与を『通常の治療として』容認していたところもあった」と認めた。委員会は、これが妥当なやり方であったと承諾する一方で、その行為は「法的問題」を生じさせるものだと認識していた。(41) こうした状況を改善するために、委員会は「知的障害のある女性や女子を保護する親またはその他の養育者は、彼女らに避妊薬を投与することを許され、その行為について法的責任は生じない」と勧告した。(42) その後、同年に成立した「避妊・断種・妊娠中絶法」では露骨な規定は見られなかったが、第三者による断種の同意における唯一の規制は、第三者の年齢であった。これはおそらく、「知的障害」のある人々が第三者の同意によって断種されることは合法であることを意味したであろう。

立法手続きでは、発展しつつあった知的障害者の能力と権利の概念がとりいれられた。慣習法司法権における法的見解では何十年もの間、施設に入所させられていた「精神遅滞」の人々は、医療的手順の本質に同意したり、そのことを充分に理解する知的能力が当然に欠如しているという前提のもと、標準的に医学に期待されているインフォームド・コンセントの対象の例外とされていた。しかし、そのような父権主義的前提は、１９８０年代に砕け始める。たとえば、カナダ最高裁判所における１９８２年のＥ対イヴ裁判がある。その裁判は、「精神遅滞」のある若い女性の母親が、娘は子どもを育てることができないとの理由から、彼女に不妊手術を施そうとした事例であった。娘は言葉を話せないため、彼女の意思は正確にわからなかったが、母親は、地域で暮らしている娘が性的に脆弱であることを不安に感じていた。最高裁判所は、親が特権を持つ時代の終わりを象徴付ける衝撃的な決定を行う。不妊手術を「保護者の権威のもと、治療的な目的以外で行うことを認可されるべきものではない」と規定したのである。これは、注目に値する転換を意味した。100年間、たいていの法的介入が、事実上、「親の威厳」に基づいて行われており、そうした前提により、同意能力がないと思われる人々の社会的状況と行動が裁定されるのが常であった。カナダ最高裁判所は、知的障害のある人に関して、たとえ母親であったとしても第三者が、治療目的でない断種への同意ができることは「でたらめ」だと裁決している。裁判所の解釈は、歴史の重み、すなわち優生学に触発された国家による断種計画の重大さに大いに影響を受けたものであった。無論、この件が、知的障害のある子どもが親になったときに、彼らの子育て能力に心配を抱く家族から提出されたケースであるのは言うまでもない。それでも、「イヴ」裁判や、その他の西洋諸国における司法での類似の事例は、親の特権から、ダウン症とその他の知的障害のある人々の「不可侵性」へと、大きく振り子が揺れたことを示した。(43)

表象化するダウン症

裁判闘争の急増は、実社会とは無関係に生じたのではなかった。実際、個人の権利に基づき不妊手術を求める親の決定に逆らった判決は、ダウン症のある人々が施設環境から出て行くきっかけとなった。合衆国では、「精神遅滞」のある人々の施設入所数は、１９６７年に19万４６５０人であったのが、１９９９年には4万８４９６人にまで減少した。[44] イギリスでは、１９７６年の5万１０００人から２００２年には４０００人以下に減り、[45] オーストラリアとカナダの減少率も同様であった。[46] ニュージーランドの寄宿施設の居住率は、１９４４年から１９８２年にかけて半分になった。[47] しかし、これらの数字の多くを歴史的に評価することは困難だ。なぜなら、地域生活への移行には、半施設的なものや、家族との同居、自立した生活など、様々な形態があるからである。それまで施設収容されていた人々の中には、長期滞在の精神病院から外へ出ることで、大施設の体制の中では想像もできなかったある程度の自由と生活上の裁量権を得て、まさに変革となった人もいた。その一方で、地域のグループホームで暮らす一部の人々は、いくつかの点で隔離されており、大施設では得られたような多くの援助やある程度の管理体制が奪われたのである。

ダウン症のある子どもと大人の社会参加により、彼らは西洋社会の中で――街なかや遊び場、また学校で――目に見える形で存在するようになった。この可視化によって、今度は、大衆文化の中にダウン症が表象されるようになった。最も初期の描写には、残念なものもある。１９６８年に、『密室の恐怖実験（*Twisted Nerve*）』という映画がイギリスとアメリカ合衆国で封切られた。主人公の猟奇的殺人者マーティンは、従順で子どものようなジョージーという人物になりすまし、ある家族の信頼を得る。映画では、初めの方でマーティンが施設にいるダウン症のある弟を見舞っており、マーティンがこの弟の振る舞いを真似てジョージーを演じていることが明らかになっている。映画は、「羊の皮をかぶった狼」の比喩を用い、ダウン症のある人々を従順で馬鹿なものとみなし、同時に、精神異常の殺人者と知的障害とを密接に結び付けたうえで障害者への複合的な恐怖感を駆り立てていた。

しかし、このような例外的なダウン症の用い方を除けば、ダウン症のある人々の表象の多くは、案の定、本章の最初で論じたような社会的・倫理学的問題から生じたものであった。たとえば、『セント・エルスホエア（*St. Elsewhere*）』のような人気のある病院ドラマに、出生前スクリーニング検査のエピソードが登場する。このドラマのシーズン１（１９８２年）に、カヴァネロ博士がある夫婦に、生まれてくる子どもが21トリソミーであるという検査結果を伝えなければならないという場面がある。この番組では、ダウン症のある子どもの将来を見通して悲痛に暮れ、拒絶し、怒り、折り合いをつけ、最終的に受容する、という古典的な心理的反応が描かれていた。やがて、ダウン症のある登場人物（たいていは子ども）は、徐々にアメリカ合衆国の大衆向けのドラマ――『チップス（*CHiPs*）』『ストリート・リーガル（*Street Legal*）』から『エアーウルフ（*Airwolf*）』などの数多くのテレビ映画にまで――の一編に登場し始めた。そうした物語の焦点は、社会で大きく盛り上がってきていた差別教育の撤廃と障害者の権利をめぐる問題であった。１９９０年代には、ダウン症のある登場人物は、アメリカのテレビで普通に見られるようになり、『ＥＲ』『ベイウォッチ（*Baywatch*）』『性犯罪特捜班（*Law & Order*）』のような、ヒット作品の一編に出るようになったのである。

ダウン症のある登場人物を主役に据えた最初のアメリカのテレビ番組は、１９８９年から１９９３年までＡＢＣで放映された『コーキーとともに（*Life Goes On*）』である。数ヵ国語に翻訳され世界中で放映されたこのテレビドラマは、ホームコメディとファミリードラマの中間にある（後者と呼ぶ方がより適当だが）。この番組の主役である家族（サッチャー家）には、クリス・バークが演じる、チャールズ（コーキー）という名のダウン症のある息子がいる。『コーキーとともに』のシーズン1では、コーキーのアメリカの日常社会への統合と、そこで彼が直面する困難が主題となる。たとえば、あるエピソードで、コーキーは「特殊」教育課程に進むべきだという学校長の主張に反して、両親が彼を「他の健常児と一緒の普通の高校」に入れたいと願うことが焦点となっていた。他にも、コーキーが地元の映画館の案内係の仕事を得ることに成功するエピソードがある。後に、彼は（ダウン症のある）女の子と出会い、物語の結末でついに彼女と結婚したのである。

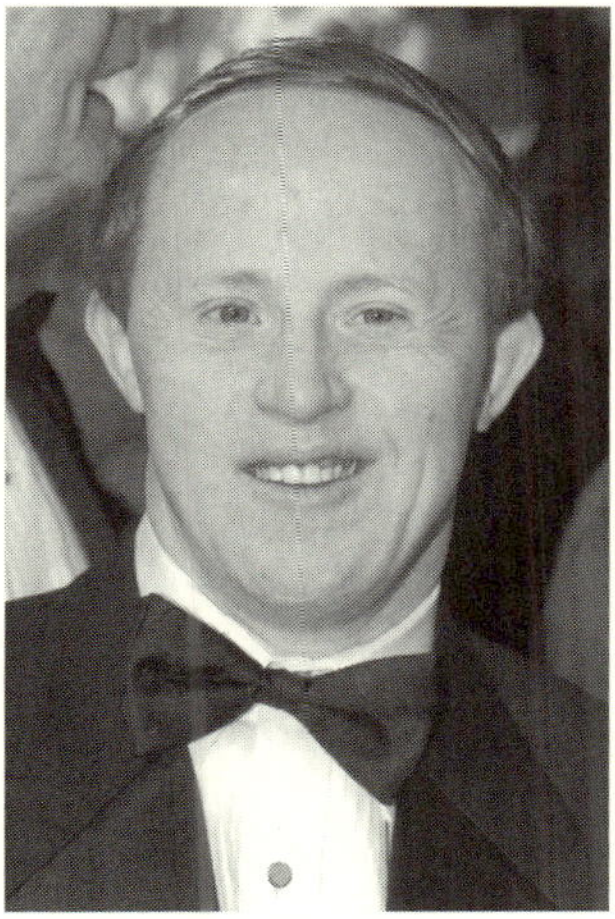
アメリカ人の俳優、クリス・バーク。2003年［© WireImage/GettyImages］

『コーキーとともに』で描かれるコーキーは、過去20年間変わることのなかったダウン症のある人々の、繊細で現実的な肖像であった。健常者の（有名な）俳優が障害者を演じるハリウッド映画の傾向――当時、ダスティン・ホフマンが『レインマン』でサヴァン症候群の人物を、ダニエル・デイ・ルイスが『マイ・レフトフット』で脳性小児麻痺の主人公を、ショーン・ペンが『アイ・アム・サム』で知的障害のある主役を演じたように――とは違い、21トリソミーに関連する顔の徴候こそ、このドラマの制作者がダウン症のある役者を主役コーキーに抜擢した理由であった。ここ数年、バークは、ダウン症の日常的な認知に挑む役で登場している。長期放映のテレビドラマ『天使からのメッセージ（*Touched by an Angel*）』のあるエピソードには天使の役で出演した。彼の演じる天使は、他の登場人物には正体を知られず、彼らの生活に干渉して、彼らを守るという役だった。これは、ダウン症のある個人が力強く絶大な役割を占めた――作り話ではあるが――稀な事例である。クリス・バークの画期的な成功に類似することは他の国々でも起こり、パスカル・デュケンヌは、ベルギー映画『八日目（*Le huitième jour*）』（1996年）でカンヌ国際映画祭主演男優賞を受賞した(48)。

一方、イギリスでは、知的障害のある子どもの表象ならびにステレオタイプ化に対する大きな動揺が、障害のある子どもたちのための代表的な慈善団体「メンキャップ（MENCAP）」（1980年以前の名称は「全国遅滞児童親の会（National Association for the Parents of Backward Children）」）のロゴをめぐる議論の中に示された。1970年代、メンキャップは、今では悪名高い「小さなスティーヴン（Little Stephen）」というキャラクターの商標を採用した。地下鉄のあちこちに貼られたポスターと、メンキャップ会員用の雑誌『親の声（*Parents' Voice*）』の慈善広告に登場したそのロゴには、間の抜けた容貌の7歳くらいの男の子が漫画風に描かれていた。ズボンつりを着用した男の子が、なにげなく上目づかいに、小さな口をぽかんと開けている絵である。当然のごとく、そのロゴをめぐり多くの議論が起こった。たとえば、1983年に、エセックス州の障害者支援団体が、「小さなスティーヴン」ロゴの使用に反対する運動を行った。ある当事者の運動家は、「人々はこの小さな少年を見て、私たちが途方に暮れ、孤独で悲しく、可哀そうで痛ましい人たちだと思うだろう」と述べた。(49) 王室の後援を受けた非常に保守的な機関であるメンキャップは、１９９２年になってようやく「小さなスティーヴン」を無効にした。そしてロゴの代わりに、異なる種類の障害のある５人の人物が映ったカラー写真が採用されたのであった。

メンキャップの論争は、メディアにおける知的障害の大衆的表象をテーマとする批評を生み出した。たとえばイギリスでは、慈善ポスターがダウン症やその他の障害の認知にもたらす効果を分析したいくつかの研究がある。それらの研究は、メンキャップのような団体が、障害を明るい光で照らすことと、それを見る側に罪や憐れみの感覚を引き起こすこと（その情動反応が寄付行為につながる）とを両立させるという明らかなディレンマに直面していることを明らかにした。メンキャップ議長のブライアン・リックスは、１９８４年に次のように述べている。「私たちは知的障害者の前向きなイメージを提示しなければならない。……しかしその一方で、私たちは、国の基金と任意の寄付金という追加の資金が、彼らの特別なニーズを満たすために利用されているという見方を奨励しなければならない」と。(50)「イギリス知的障害のある児童・大人の会（Britain's National Society for Mentally Handicapped Children and Adults）」の誕生によって、メンキャップはこの団体との間で、国の基金ならびに民間資金をめぐって競合することになった。こうしたマーケティングへの野心が結果として、複雑で問題あるイメージを作り出したのであった。

研究者や支援団体が攻撃した募金収集・普及啓発ポスターの中には、１９８０年代初頭に描かれたダウン症の少女「ニナ」もある。そのポスターには「今年のクリスマスに生まれる20人の子どもたちは、常に十字架を背負うだろう」と書かれていた。他にも、ダウン症のある赤ん坊が微笑んでいる写真に「時に、遅きに失することとは、何もしないことと同じことだ」という言葉が添えられたものもある。1985年のポスターでは、大人のカップル（ダウン症のある男女）の写真に、「感覚も、感情もないの？彼らはそれほど速くは考えられないけれど、深く感じることはできるよ」という文がつけてあった。この文は、偏見をもった主張はすぐに論破されるとはいえ、そもそものような主張を示すことに不快感が表明されたように思われる。[51] 別のポスターには、歩き始めたばかりの二人の子ども、マシューとケヴィンが描かれていた。マシューは、障害がない様子で、ケヴィンよりも背が高く、ダウン症のあるケヴィンに腕をまわしている。二人は間に入った縦線で分けられており、「マシューは18歳のとき、大学に進学した。ケヴィンは18歳のとき、どこにも行けなかった」[52]という、非常によそよそしい口調の文が枠で囲って挟み込まれていた。もう一度言うが、メンキャップによる障害者のための募金収集を目的とするポスターの大多数が、概してダウン症のある人々（たいていは子どもたち）を主なイメージに据えたのは驚くべきことではない。その容易に識別できる容貌のために、ダウン症のある子どもと大人は、慈善・公衆衛生運動の典型的な登場人物で、広範囲な知的障害を穏やかに代表する人物像になったのである。だが、同時に、メンキャップはある肯定的なポスター群で、これまで図像と文を効果的に組み合わせ、ある種多義的な反応を呼び起こそうとしてきた自らのポスターの否定的な表象を正し始めた。たとえば、ダウン症のある子どもが微笑みながら空を見上げる写真に挿入された文には、「あなたたちは、蒙古症患者と言う。私たちは、ダウン症者と言う。彼の仲間は、彼をデイヴィッドと呼ぶ」とある。[53]上述のポスター群と違い、このポスターが提唱するイメージは、ダウン症のある子どもには「通常」の生活を送れる可能性があることを示していた。「デイヴィッド」は、友人を作ることができるという事実を暗に示されることで、人間性を与えられている。実際、デイヴィッドは、彼を知り、愛する「仲間たち」に恵まれているのだ。

　日本の東京メトロの駅に掲示されたポスター（大きなサイズのもので１０３×73センチ、小さなもので59×42センチ）がある。そこには、「ピープル・ファースト」のような障害者支援団体の言い回しを借りて、「まず個人がいて、その次に障害がある」という主張を押し出す運動が巧みに反映されている。白一色の背景のなかに、一人の女性の踊り手が着物姿でポーズをとっている。１９８０年代のメンキャップ・ポスターに示されたより前向きな宣言文を思い出させるように、説明文には「私は踊り手。私にはダウン症がある」と書かれている。障害は、誇示された彼女の能力や才能にとって二義的なものだ。別のポスターでは、青いシャツとネクタイを身につけた男性が、微笑んで飲み物を掲げている。「私はビールが好きだ。私にはダウン症がある」。『コーキーとともに』の精神と同様、これらのスローガンとともにあるイメージは、「私には普通の生活を送るだけの能力がある」または「私はあなたたちと同じだ。私にはダウン症があるけれど」という言葉が伝わってくる。これらのキャンペーンの長期的な影響を評価することは困難であり、ポスターの本質にある主張はしばしば曖昧なものだ。しかし、それらの多くが根底にもつ主張は、一般の人々を啓蒙し続けている。たとえば、長年放映され続けているイギリスのメ

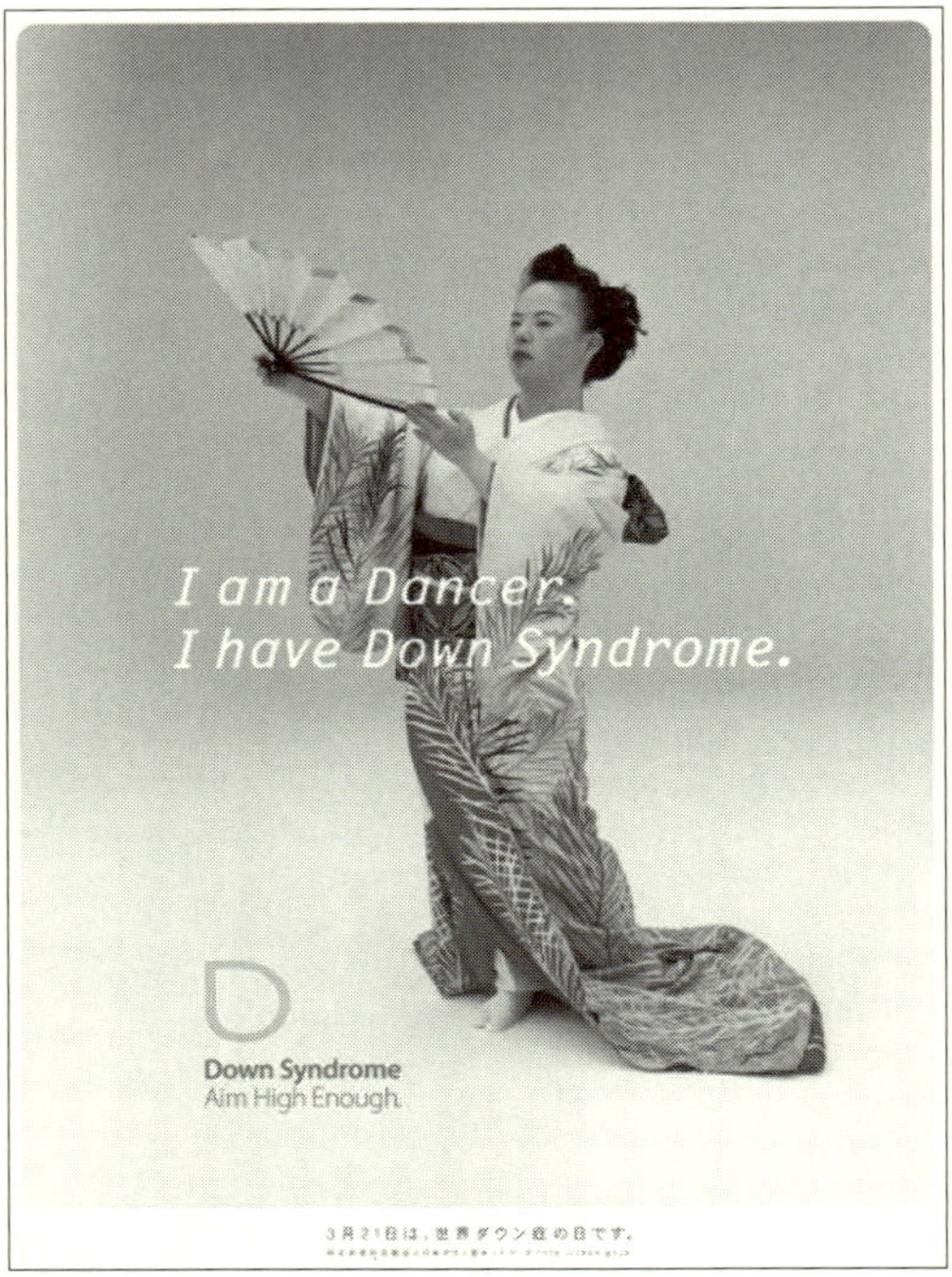
I am a Dancer.
I have Down Syndrome.
Down Syndrome
Aim High Enough.
3月21日は、世界ダウン症の日です。

「私にはダウン症がある」と訴える日本舞踊の踊り手。東京メトロの駅に掲載されたポスター。2004年［ダウン症インターナショナル日本］

ロドラマ『イーストエンドの人びと（*East Enders*）』に、ダウン症のある赤ん坊ジャネットが登場した。母親を演じる健常者の俳優は「私は、ダウン症のある子どもたちが、他の子どもたちのような生活を送ることができることを示したい。これこそが本当に明るいメッセージなのです」と説明していた[54]。だが、その後のエピソードの中で、母親が娘の症状に対応できないでいたことや、別のエピソードで、母親が娘の救命手術を拒否したり、養女に出そうとしたり、枕を押し付けて窒息させようとしたり、運河に捨てようとしたりしたことを目の当たりにして、この番組の視聴者は、母親のメッセージは何なのか疑問を抱いたであろう。結局、娘は別の夫婦の養女になったのである。

結論

１９７０年代以降、西洋社会は、新たに異なる方法で知的障害を捉え始めた。ダウン症のある人々は、普通学校への入学が認められ、精神病院への長期入院からグループホームに移行し、１９８０年代に、その多くは選挙で投票する権利をも獲得した。本章で示したように、ダウン症のある人々の社会への統合は、大衆文化の中で描かれるテーマになったが、テレビ映画やドラマの筋書きは過度に感傷的で一面的なものであった。しかし、ノーマライゼーションの思想と実践は、このメッセージを受け入れ、長い裁判闘争の重荷にすすんで耐えた地域内の集団がいなければ力を保持することはできなかったし、また、知的障害に関する公の議論を前進させられる権限と影響力のある著名人がいたからこそ日の目を見た。二世代にかけて、親の会の小さなネットワークが合体して、力強い全国的なロビー集団へとなり、現状に異議を申し立て、20世紀前期および中期の施設制度の代案を求めてきた。振り返ってみると、これらの親の会が形成した国家の枠を超えた重要な社会運動は、根本的な社会変革を成し遂げたのである。

このように、20世紀の最後の30年間には、ダウン症のある人々と、多くの西洋諸国の社会との関係に劇的な変化があった。しかし、社会統合を求めるその運動は議論と論争を招き、そこでは、個人や家族の権利や、個人の自律性、社会的価値の設定をめぐる重大な討論が行われた。この時期に、ケアの場所は、長期滞在の知的障害者（精神欠陥者）施設から、地域の複合的居住形態――グループホームから支援を受けて独立生活を営むこと、または家族との同居生活まで――に移った。このように、１９７０年以降に生まれたダウン症のある子どもたちは、一、二世代前に生まれた人たちとは大いに異なる社会的経験をしているのである。

エピローグ　ダウン症の未来

ジョン・ラングドン・ダウンの名高い特性の一つが、写真撮影の能力であった。それには、1860年代と1870年代における複雑なガラス板技術も含まれる。ラングドン・ダウンは1860年代にアールズウッド白痴保護院で患者を写真に撮り始めたが、そのことで彼は医療写真の先駆者となった。1865年――彼が「白痴の人種的分類」を考案した時期――以降に撮られた多くのガラス板写真のコレクションが、イングランドのサリー歴史センターとテディントンのラングトン・ダウン・センター財団に現存している。それらの写真には、晴れ着を着て、肖像写真用に自信ありげなポーズをとった患者たちが写されている。ダウンは、これらを印刷し、個々の医療症例集の最初の頁にそれぞれ貼り付けたのだろう。それは、保護院に患者として収容された数多くの子どもや青年たちを識別するために必要なプロセスであった。写真の複写の一部は、慈善施設の資金調達が欠かせないイベント期間に、患者の家族や友人に販売されてもいた。推測にすぎないが、ダウンが、写真によって個別の疾患としての蒙古症を発見したと述べることは的外れなことではない。医学史家、チャールズ・ローゼンバーグの言葉を借りれば、ダウンは文字通り、未来の世代に対して彼が対象とするものを枠に収めたのである。(1)

これまでの章で、ダウン症のある人々を理解するために用いられた多様な枠組みを、時代を追って示してきた。「天然の馬鹿」という言葉を発明した近世法廷聖職者は、チューダー朝期君主制で強大化する特権を法制化し、また自身の物事を管理できない人々の財産の管轄を明確化するカテゴリーを必要としていた。救貧法における白痴と痴愚は、イギリスの教区や北アメリカの州・地域における福祉の法的対象として形成され、労働可能な健常者と区別されていた。ジョン・ロックの書く獣のような白痴や、ジャン・イタールの「野生児(les enfants savage)」は、啓蒙主義に欠かせない産物であった。近代的・合理的で自己管理可能な市民を定義するために、哲学者は彼らの対照となるものを設定しなければならなかったが、同時に、どんな白痴も「野蛮から文明まで上昇することが可能である」とも述べられた。1860年代までには奴隷制や進化、さらに欧州の植民地権力と先住民との関係をめぐる議論が白熱化し、その中で、ダウンが人種的白痴、すなわち蒙古症について構想した。蒙古症は、ダウンにとって、人種的逆戻りという将来に多大な影響を与える可能性のある症例研究だったのである。後に、シャトルワースとトレッドゴールドは、結核や梅毒などの当時の代表的な伝染病に焦点を当て、蒙古症の病因の仮説を立てる。身体疾患と知的障害との関係を確認することは、精神医療を特定の科学領域としてさらに凝縮させるものであった。1920年代から1930年代には、蒙古症は、知的障害者の代弁者を自任する活動集団によって解決すべき社会問題の一つとなったが、実際にはこれらの集団は、人種的退化をめぐる恐怖に駆り立てられていたのである。1950年代からは、遺伝によるトリソミーが、この症状の理解において中心的位置を占めるようになった。それにより、この症状を親の非行と関連付ける道徳的非難の意味合いは薄れたが、出生前スクリーニング検査と胎児中絶という「静かな優生学」の時代が到来した。歴史的文脈と枠組みは劇的に変化したとはいえ、ダウン症は、近代の最も重要な知的趨勢や医療言説や倫理的論争のいくつかと交差してきたのである。

直近のダウン症の歴史を振り返ると、誰もが、二世代にわたり西洋諸国で起こった目覚ましい社会的・教育的進歩に焦点を当てつつ、科学的知識と社会的寛容が直線的に成長していく様を描きたいと思うだろう。しかも、社会統合の拡大を主張する人たちが誇れるだけの多くの成果があったのである。多くの西洋諸国の司法において教育の差別撤廃主義が理解され、50年前には想像できなかった統合がもたらされた。巨大な長期入院型の精神遅滞者施設は、閉鎖されたり、非常に小規模化されたり、あるいは小さな地域志向の居住形態に取って代わられた。多くの国々で、知的障害のある人々にも投票資格が与えられ、公民権の拡大と（完全な）市民的権利の獲得に向けた長い道のりにおいて象徴的な勝利がもたらされた。ダウン症のある人が地域で働いたり、結婚したり、またテレビ番組に出演しているのを見ることは、今では日常的になった。

しかし、一般社会への移行はより複雑で、一見するほどに均一には進まなかった。イギリスでは1990年代に、健康サービスを大病院から地域基盤の病院に移転するのに伴う莫大な費用について反対が起こり、大施設の完全な閉鎖は緩慢になった。[2]「アメリカの施設首都」と称されたテキサス州では2008年になってもなお、13の知的障害者施設が運営され、総計5000人が居住していた。[3]さらに驚くこととして、2007年に、ヨーロッパ（最近EUに加盟したルーマニアとブルガリアを含む）全体で、18万人以上の障害のある人々が施設に入所し続けていたのである。この発見は、「地域生活を求める欧州連合（European Coalition for Community Living）」（以下、ECCLと略記）が編集し、欧州委員会が資金提供して刊行された報告書『社会への包摂（*Included in Society*）』の中で報告された。2005年に設立されたECCLは、「ヨーロッパ中で、いまだ障害のある人々のための地域基盤のサービスが欠如し続けていること」に言及し、「障害のある人々を不当に施設に収容している」と訴えた。[4]オーストラリア精神健康協議会は、2003年の報告書『病院の外へ、精神の外へ（*Out of Hospital, Out of Mind*）』の中で、オーストラリアの脱施設化が、適切な地域サポート制度が確立する前に実施されていることが多いことを認めたが、[5]これは他国の取り組みにも充分あてはまる結論であろう。結果として多くの西洋諸国で、知的障害のある人々が、サービス支援を受ける手段を制限されることはしばしばあり、いまだに公的に障害者という負の烙印を押されることも続いていた。[6]また、つい最近になってやっとコミュニティ・ケアへの移行が始まった国々もある。日本政府は2000年代初頭に、知的障害のある人々を含む精神障害のある人々を地域での生活環境に移行させることに、ようやく着手した。

ダウン症のある人々が時代とともに徐々に識別されるようになったなかで、曖昧で、時に矛盾する社会的・人口統計学的趨勢が優勢を占めるようになっていった。近年、出生前スクリーニング検査が精密になり、より幅広く普及し、妊娠期間の初期段階で利用できるようになると、ダウン症のある胎児の中絶率は非常に高くなっていった。このことは、ダウン症に対する一般的な姿勢は根本的に転換したという明るい評価を覆すものである。たとえば、ノルウェーで行われた近年の研究が明らかにしたことに、同国でダウン症があると判明した胎児の80％以上に中絶が行われたというデータがある。(7) デンマークでは、スクリーニングによってダウン症のある子どもの数が半分になった。(8) １９６０年代後半に「ノーマライゼーション」について書き記し、終生にわたり障害のある人々の権利を主張し続けたヴォルフ・ヴォルフェンスベルガーは、出生前スクリーニングと遺伝学的技術の進歩の中で、ある種の「ネオ優生学」が普及するだろうと密かに予言していた。彼は、知的障害のある人々の「安楽死」や自殺幇助など多くの形態を含む行為を「死の作成（deathmaking）」と呼んだが、世俗的で物質的な社会が進展すると、そうした行為を社会は容易に承認するようになるだろうと主張している。(9) 日本では１９９７年に、京都地方裁判所が、医師が出生前診断を怠ったためにダウン症のある子どもが生まれたとして医師を告訴した39歳の女性と夫に対し、判決を下した。その判決では、検査を勧めるか否かは医師の裁量権の問題であるとし、原告は敗訴している。だが、医師が訴訟の恐れから、出生前診断を勧める場合が増えていると推測されている。(10) この歴史的皮肉を嘆くことは容易だろう。障害者の権利によってダウン症のある人々は先例のない程度にまで社会に確実に包摂されたが、それと同時に、ダウン症のある人の実数は、選択的中絶ゆえに急激に減少しているのだ。

しかし、そのような結論は早計かもしれない。人口学的趨勢を相殺してしまう要素もいくつかある。

西洋諸国における平均出産年齢の上昇は、ダウン症誕生のリスクの増加をもたらしている。念頭に置くべきは、そのリスクは30歳以下の女性では1000人につき1人なのが、40歳以上では約100人につき1人にまで上昇することである。多くのカップルは、社会的・文化的・宗教的理由から羊水検査を行わないことを選択する。加えて、ダウン症のある乳幼児の心臓治療の成功は、より多くのダウン症のある幼児が大人になるまで生きられるようになったことを意味する。アメリカの代表的な医学雑誌の最近の記事では、世界全体でのダウン症の罹患率は、上述の要因などにより上昇していると推測されている[11]。したがって、次世代の社会が直面する現実は、ダウン症のある人の絶対数の減少というよりは、少なくとも西洋社会では、ダウン症のある大人および高齢者の増加であろう。

高齢化とダウン症という近年の懸念事項は、劇的な新しい歴史的時代の到来を表している。ダウン症の歴史の大部分において、「蒙古症」患者の立場とケアに関する議論が、「子ども」を対象にしていたことは自明である。このような傾向は、ニューヨーク・タイムズ紙のベスト・セラーとなった小説『メモリー・キーパーの娘（*The Memory Keeper's Daughter*）』に非常によく反映されている。その粗筋は次のようであった。1964年に、医師の妻が双子を出産した。2人目の女の子には「蒙古症」があった。彼は、10年間ほど前に医師としての訓練を受けていた際、指導教官が「このような子どもは、大人になるまで生きられないだろう」と言っていたことを思い出す。医師は、自身が子ども時代に妹を失った悲しみを思い出し、同時に生まれた息子と妻に同じ思いをさせないように、赤ん坊を連れ出し、「精神薄弱者」向けの地域施設に連れて行くよう看護師に頼んだ。看護師は、施設に到着するが、その状況にぞっとする。そして別の町に赤ん坊と一緒に逃げる決意をし、自分の手で赤ん坊を育てるのだった。もちろん、この子は死ななかった。彼女は成人になるまで生きのび、彼女は死産であったと聞かされていた双子の兄と母親に再会までしたのだ[12]。

その小説は、平均余命と文化的価値が世代間で変化したことを反映している。ダウン症のある人の平均余命は、１９６０年代の推定20歳から、21世紀に入る頃には60歳以上にまで上昇した。いくつかの点をみれば、ここには統計上の変則性がある。すなわち、19世紀当時の医療記録に見られるように、ヴィクトリア朝時代以降、成人まで成長するダウン症のある人々はいた。変化したことは――前章で言及した１９７０年代から１９８０年代の小児外科手術をめぐる論争に一部応じることになるが――、生後数年間の生存可能性が高まったことであった。ダウン症のある乳幼児や子どもが、先天的欠陥で亡くなることはほとんどなくなった。この結果には、公的予防接種の取り組みや栄養の改善、生活水準の向上、臨床医学の進歩などの一連の要因による一般人の平均余命の上昇も寄与していた。そして、ダウン症の未来では、成人期と高齢期に関連する社会的・医学的問題に、徐々に焦点が当てられていくだろう。

次世代では、ダウン症協会（コミュニティ生活協会などと改称されることも多い精神遅滞者協会と対比して）が主役になるであろう。ここ20年間、特に、ダウン症協会とそのイベントは拡大したが、その中で、数ある知的障害からダウン症が区別されていった。現在では、「国際ダウン症連合（Down Syndrome International）」（ダウン症に関わる個人及び組織の会員で構成される世界的なネットワーク）によって、3月21日に開催される「世界ダウン症の日（World Down Syndrome Day）」がある。また、http://www/down-syndrome.org/ のようなウェブサイトでの情報提供や、「データに基づく方法論」によるダウン症教育があり、他にも、オーストラリアの「ファンデーション21（Foundation 21）」のような非営利団体は、研究と療育への募金収集（言語療法のための資金を募る）に焦点を当てている。こうした結果、ダウン症は、世間一般や政府の関心と予算をめぐって多数の症状が競合するなかで、特別な地位を築いたのだ。

『メモリー・キーパーの娘』の中で、捨てられた娘を育てる看護師は、「養女にした」娘フィービーと彼女自身の人生をからみ合わせながら、「将来、どうなるのだろう?」という言葉を繰り返す。この本質的な質問をダウン症という疾患にあてはめてみれば、21世紀初頭の10年においては、回答することはいまだ容易ではない。遺伝学研究は、ヒトゲノムの解析に引き続き、来る数十年の間に21番染色体の標的遺伝子の機能を調節するという新たな望みに向けて着手している。[13] しかし、1958年のルジューヌの発見から半世紀後、医学は、ダウン症の表現型の治療や緩和を大きく進歩させることはできないでいる。ダウン症の科学研究の歴史が提議するものは、劇的で新しい治療介入への期待よりも、謙虚さと慎重さをもつことである。ダウン症の社会史は、未来への教訓や行程表をほとんど提供してはくれない。むしろ、社会史が教えるものは、社会統合と根絶という相矛盾する衝動を通じて、現在、私たちがどのように21トリソミーを理解できるかである。この点で、ダウン症は、20世紀初期に他の多くの障害が占めていた厄介な地位を象徴し、一方で、社会は、根深く対立する社会的・倫理的・科学的要請に取り組むのである。

用語集

知的障害の歴史では、先天的・心理学的・器質的な心の障害を示すために、目まぐるしい言葉の変遷があった。この用語集では、この分野で学者たちを悩ませ困惑させている、これらの用語の歴史的使用について要約する。また、それほど曖昧でない言葉についても明確に説明を加えた。

アメンティア（Amentia）

その起源を近世に遡る医学用語であり、有力な20世紀初頭のイギリスの精神科医で優生学者のアルフレッド・トレッド・トレッドゴールドによって、白痴の同意語として採用された。トレッドゴールドは、アメンティア（心をもたない人々）を「痴呆《ディメンティア》（dementia）」（心を失った人々）と対比することで有効性を見出した。だが、この用語は、広く読まれた彼の医学書『精神欠陥（*Mental Deficiency*）』のいくつかの版でタイトルの一部に使用された以外に、幅広く使用されることはなかった。

羊水穿刺（Amniocentesis）

１９６０年代に導入された出生前検査であり、妊婦の子宮に突き刺した針から吸引して採取した羊水のサンプルをもとに、胎児異常について調べるもの。

染色体（Chromosomes）

細胞内にある、ＤＮＡとたんぱく質からなるX型の構造体である。過剰染色体や染色体の欠失など、染色体からＤＮＡが増加したり欠損したりすることで、多様な遺伝的異常が生じる。

細胞遺伝学（Cytogenetics）

遺伝学の一分野で、細胞、特に染色体の構造や機能についての研究に関わる。

細胞学（Cytology）

構造・機能・化学的性質の観点から細胞を調べる生命科学の一分野である。

皮膚紋理解析（Dermatoglyphic Analysis）

手のひらの隆起輪郭の研究である。20世紀に始まった研究で、法医人類学と遺伝医学から細分化した興味深い専門領域とみなされていた。皮膚紋理の特徴は、複雑な多因生成プロセスにより、人によって、さらにきょうだいでさえ異なっているという事実がある。皮膚紋理異常は、様々な疾患と関連付けられたことがかつてあり、今日でもある。

優生学（Eugenics）

フランシス・ゴルトンが１８８０年代に編み出した、「生まれがよい」ことを意味する言葉である。選択的繁殖を通じて国家的健康状態を改善することを目指す20世紀前半の国民運動と社会政策の名称となり知られるようになった。

精神薄弱（Feeble-Mindedness）

知的障害を表す言葉で、19世紀後半の30年間に一般に普及した。英語圏では２通りの意味で用いられ、アメリカ合衆国では、「精神薄弱（とその変種）」は、イギリスにおける白痴と同じ意味で使用され、あらゆる程度の知的障害のある人を意味した。イギリスでは、反対に、さほど重くない知的障害の簡略形として使用されたが、後には、（ジョン・ラングドン・ダウン自身のように）「米国人の感覚」でそれを使用し始めた者もあった。特に、多くの私費患者の家族の多くは、子どもたちが「白痴」と呼ばれることを好ましく思わなかったので、私立保護院の関係者はこの言葉を使用していた。20世紀への転換期において、温和で優しげな響きをもつ feeble-mindedness は、政治的な言説の中で用いられることが増えていった。そこでは知的障害のある人が、社会にとって危険な存在と認識されていた最下層民と関連付けられていた。イギリスの１９０４年王立委員会（カナダでは１９２２年）は、「精神薄弱者のケアと管理に関する王立委員会（Royal Commission on Care and Control of the Feeble-minded）」と命名された。多くの研究者が明確に述べるように、この言葉の不明確さによって、様々な方法で使用されるようになった。

白痴（Idiocy）

「俗人」と訳されるギリシャ語の idiotes に起源をもつ古い言葉であり、教養のある人の行う行為に全く無知な人を意味する。アメリカ合衆国の精神科医で自閉症研究者のレオ・カナーによれば、ギリシャ人は「精神欠陥」（彼の言葉で）を表す際に idiotas を使用していたという。しかし、ギリシャ人やローマ人が、そのようにこの言葉を知覚していたかどうかは明らかではなく、それを現代の「白痴」に対する見方と同様に考えることは時代錯誤であろう。第1章で述べたように、この言葉は、近世に救貧法のもとで、監督官や裁判官によって一般的に使用されるようになった。19世紀には、精神病院に入院する人の医療認定に使用される用語の一つにもなった。「白痴」は、その言葉そのものに伴う否定的な意味合いなどの様々な理由から、20世紀初頭には多くの場で人気を失う。20世紀初頭には、「精神欠陥（Mental Deficiency）」や「精神遅滞（Mental Retardation）」など、この名称を受け継いだ言葉に取って代わられたが、１９６０年代と１９７０年代の医学や心理学の雑誌には頻繁に使用され続けていた。

知的障害（Intellectual Disability）

精神欠陥または精神遅滞（またはそれに等しいもの）に代わる言葉として普及した、比較的近年の言葉である。

核型分析（Karyotyping）

人間の23組の染色体を抽出・解析する細胞遺伝学技術で、１９５０年代後半に進歩した。

学習障害（Learning Disability）

イギリスと北アメリカの教育界と医学界でそれぞれ別の方法で使用されている言葉である。イギリスで「学習障害」は、「精神欠陥」という言葉の一般性が衰退するとともに、それに代わる支配的な新たな言葉となっていった。一方、北アメリカでは、教育理論が、失読症《ディスレクシア》のような学習上の問題を分類するなかで用いられる項目になった。

狂気（Lunacy）

理性を失った精神状態について言及するために古くから法的、一般的、医学的に用いられていた用語である。今日、この言葉は、「精神病（mental illness）」を称した言葉と思われがちだが、数百年間にわたってそうした意味で用いられたことで、この言葉の歴史的意味（や、時にその矛盾性）は曖昧である。狂人は、時にぞんざいに、白痴と対比して用いられることが多かった。エドワード朝時代、狂人は「精神を持っていたが失った人」で、白痴は「精神を全く持ったことがない人」だと軽口をたたいていた医師もいる。

精神欠陥（Mental Deficiency）

知的障害を定義するために、20世紀の大半を通してイギリスや英語圏の国々で使用されていた言葉である。

なお、Mental Deficiency は日本語文献などでは「精神薄弱」と邦訳されてきたが、本書では、Feeble-mindedness を「精神薄弱」と和訳し、両語の違いを明確化するために Mental Deficiency を「精神欠陥」と訳した。

精神遅滞（Mental Retardation）

１９４０年代から１９８０年代にかけて北アメリカで広く使用された、「精神欠陥（mental deficiency）」を指す言葉。アメリカ合衆国とカナダに最初に生まれた親の会は、「精神遅滞者協会（Associations for Mentally Retarded）」と称することが多かった。一部の団体では、「発達障害（developmental handicap）」（あるいは単に「精神障害（mental handicap）」）、さらに後には、「知的障害（intellectual disability）」のような新語に変更する場合もあった。「精神遅滞」は、アメリカ精神医学会の『診断と統計マニュアル（*Diagnostic and Statistical Manual*）』第４版（ＤＳＭ‐Ⅳ）にいまだ見られるように、医学分類システムでは使用され続けている。

蒙古症／蒙古人様白痴（Mongolism / Mongoloid Idiocy）

ジョン・ラングドン・ダウンが１８６６年に発表した、影響力のある論文「白痴の人種的分類について」に由来する言葉である。この論文で、白痴における「蒙古人」白痴という下位分類が識別された。その発展と英語圏における論争、また最終的なこの用語の受容については、第２章を参照のこと。「蒙古症」から「ダウン症候群（Down's Syndrome / Down Syndrome）」や21トリソミーへの公式用語の変更を求める運動は、１９６０年代に頂点に達したが、この名称は公式にも非公式にも１９８０年代まで使用され続けた。

天然の馬鹿（Natural Fool [Fatuus Naturalis]）

中世後期から近世初期の間に用いられた言葉で、「白痴」に取って代わられた18世紀には使用されなくなった。

トリソミー（Trisomy）

臨床遺伝学によって明らかになった、（通常の2本ではなく）3本1組の染色体。ダウン症の原因となる21トリソミーの他にも、「エドワーズ症候群（Edwards Syndrome）」すなわち18番染色体のトリソミーなどがある。

文献紹介

ダウン症の歴史に関する出版物は、皆無にひとしく、その専門書は全くない。その大部分は「精神遅滞」の歴史という題名の出版物の中に含まれている。そこで、ダウン症自体の歴史を著したごく少数の文献について述べる前に、この大きな領域について述べたい。ジョンズ・ホプキンス大学の児童精神医学の主任で、世界的に有名なオーストリア人の自閉症研究者、レオ・カナー（Leo Kanner）は、初期の研究、*History of the Care and Study of Mentally Retarded*〔Springfield, 1964〕〈中野善達・大井清吉・津曲裕次訳『精神薄弱の教育と福祉と歩み』福村出版、１９７６〉で、この分野に着手した。カナーは、精神遅滞と呼ばれた症状の研究とその治療法の歴史を明らかにすることに関心があり、そうした関心が、「アメリカ精神欠陥者協会（American Association on Mental Deficiency）」（ＡＡＭＤ）の旗艦雑誌である『アメリカ精神欠陥ジャーナル（*American Journal of Mental Deficiency*）』に掲載された数多くの歴史学志向の論文に見られる。カナーの初期の研究精神は、精神科医でＡＡＭＤ理事であったリチャード・シェーレンベルガー

(Richard Scheerenberger) に引き継がれた。彼は、専門家やソーシャルワーカーのために多くの歴史学志向の本を出版する。シェーレンベルガーの著書には、*A History of Mental Retardation* [Baltimore, 1983] や *A History of Mental Retardation: A Quarter Century of Promise* [Baltimore, 1987] などがある。これらの書物は国外でも普及したが、主に、西欧、イギリス、北アメリカで注目された。マーヴィン・ローゼン (Marvin Rosen) と同僚らは、重要な歴史論文集を編集した。その2巻本の論集、*The History of Mental Retardation* [London, 1976] には、有名な医師の学術論文が集められているが、ここに収められた20本を超える数の論文の中に、ダウン症 (やそれに先行する症名) について述べたものはない。

これらの初期の歴史書の大部分は、この分野の専門家 (精神科医、心理学者、教育専門家) が書いたものである。その一方、精神医学史の分野が成長したことで、歴史学者が著述した「各国の」または地域の精神遅滞史も誕生し始めていた。ピーター・タイアー (Peter Tyor) とリランド・ベル (Leland Bell) の *Caring for the Retarded in America: A History* [Westport, Connecticut, 1984] 〈清水貞夫ほか監訳『精神薄弱者とコミュニティ――その歴史』相川書房、1988〉は、そのような歴史書の最初のものであり、そのタイトルが示すように、アメリカ史という大きな流れにおける社会政策と施設対応を探究している。社会政策をより社会史に根差しつつ補完した彼らの研究方法は、それから数ヵ月以内に登場する3人のアメリカ人歴史家の業績に受け継がれた。フィリップ・ファーガソン (Philip Fergerson) の *Abandoned to their Fate: Social Practice and Policy Toward Severely Mentally Retarded People in America, 1820-1920* [Philadelphia, 1994]、ジェームス・トレント (James Trent) の *Inventing the Feeble Mind: A History of Mental Retardation in the*

United States［Berkley, 1994］〈清水貞夫監訳『「精神薄弱」の誕生と変貌――アメリカにおける精神遅滞の歴史』学苑社、1997〉、そして年代順と地理により焦点を当てた本であるスティーブン・ノル（Steven Noll）の *Feeble-minded in Our Midst: Institutions for the Mentally Retarded in the South, 1900-1940*［Chapel Hill, 1995］がそれである。これらの3冊は、アメリカ合衆国の精神遅滞史に関心をもつ者にとって標準的な書物である。より専門的な論文では、近年の投稿論文と一次史料を編集した選集として、スティーブン・ノルとジェームス・トレント共編著の *Mental Retardation in America: A Historical Reader*［New York, 2004］がある。これには、上述の学者たちの論文が多く含まれ、アメリカ合衆国とカナダの状況を学ぶ研究者にとって最高の資料を提供してくれる。さらにもう2冊、読者の興味を引くだろう文献がある。レイラ・ゼンダーランド（Leila Zenderland）の *Measuring Minds: Herbert Henry Goddard and the Origin of American Intelligence Testing*［Cambridge, 1998］は、代表的なアメリカの優生学者で、アメリカ合衆国において知能検査を支持したヘンリ・ハーバート・ゴッダードの生涯とその時代を考察している。レイモンド・ファンチャー（Raymond Fancher）の *The Intelligence Men: Makers of the IQ Controversy*［New York, 1985］は、多国間の視点から知能検査の歴史を提供する。エドワード・ショーター（Edward Shorter）は、*The Kennedy Family and the Story of Mental Retardation*［Philadelphia, 2000］で、ケネディ家と精神遅滞、さらにスペシャル・オリンピックス運動の設立とのつながりを時代順に追っている。

イギリスでは、精神欠陥（または精神障害）と呼ばれるものの歴史は、同時代の教育政策や社会政策を社会学的に批評することに重きが置かれていた。たとえば、D・G・プリチャード（D. G. Prichard）の

Education and the Handicapped, 1760-1960［London, 1963］〈岩本憲監訳『障害児教育の発達――十八世紀から二十世紀まで』黎明書房、１９６９〉、ジョアンナ・ライアン（Joanna Ryan）とフランク・トーマス（Frank Thomas）の共著、*The Politics of Mental Handicap*［London, 1980］がある。だが、１９８０年代イギリスを拠点として研究者による狂人史の研究が進展したにもかかわらず、白痴または精神欠陥に関する研究論文は、未公刊の博士論文――ヒュー・S・ゲルバンド（Hugh S. Gelband）の 'Mental Retardation and Institutional Treatment in Nineteenth Century England, 1845-1886'［University of Maryland, 1979］――を除いて皆無だった。例外の一つが、ジリアン・サザランド（Gillian Sutherland）の *Ability, Merit and Measurement: Mental Testing and English Education, 1890-1940*［Oxford, 1984］であり、合衆国におけるゼンダーランドの研究と同じ主題を扱っている。だが、ついに１９９０年代後半に精神欠陥史の研究論文の欠如は覆される。その記念碑的研究書として、マシュー・トムソン（Mathew Thomson）の *The Problem of Mental Deficiency: Eugenics, Democracy and Social Policy in Britain, 1870-1959*［Oxford, 1998］や、マーク・ジャクソン（Mark Jackson）の *The Borderland of Imbecility: Medicine, Society and the Fabrication of the Feeble Mind in Late Victorian and Edwardian England*［Manchester, 2000］がある。同時に、医療社会史の中の小さな下位領域が、ジャン・ウォームスリー（Jan Walmsley）やドロシー・アトキンソン（Dorothy Atkinson）の先導で、オープン大学を中心とする新しい研究者集団によって開設された。これら二人の研究者は、イギリスで「学習障害者の歴史」と呼ばれるものの開拓者であり、今日まで公刊物や学会を通じて、学習障害者自身の声を伝え続けている。彼らの学会の年次大会をもとにした重要な論集の

中には、ドロシー・アトキンソン、マーク・ジャクソン、ジャン・ウォームスリー共編著の *Forgotten Lives: Exploring the History of Learning Disability*［Kidderminster, 1997］と、L・ブリガム（L. Brigham）、D・アトキンソン、M・ジャクソン、S・ロルフ（S. Rolph）、J・ウォームスリー共編著の *Crossing Boundaries: Change and Continuity in the History of Learning Disability*［Kidderminster, 2000］がある。ごく最近では、長い時代にわたる「白痴」の文学的使用について、パトリック・マクドナ（Patrick McDonagh）が *Idiocy: A Cultural History*［Liverpool, 2008］で検討している。

オーストラリアの文献には、精神遅滞・精神欠陥の歴史的処遇を主題としたものはほとんどなく、特にダウン症については何もない。イギリスで発表された論文を模倣したようなものが多く、アメリカ合衆国の論文はほとんど参照されていない。精神遅滞史に取り組んだ最初の試みは、細部への注意に乏しく、社会政策の様々な側面に対する批評を紹介するものが多い。そうしたものに、デイヴィッド・ピット（David Pitt）による未刊行の *Mental Deficiency Services in Australia*［Australian Group for the Scientific Study of Mental Deficiency, 1967］がある。だが、1980年代から1990年代にかけて、精神遅滞・精神欠陥とその関連事項が学者の関心を集め始め、いくつかの歴史論文が発表される。ニルバイ・シン（Nirbhay Singh）とマイケル・アマン（Michael Aman）の 'Mental Retardation: State of the Field in New Zealand', *Applied Research in Mental Retardation* 2/2［1981］, 115-27や、スーザン・ヘイズ（Susan Hayes）とロバート・ヘイズ（Robert Hayes）の *Mental Retardation: Law, Policy and Administration*［Sydney, 1982］がそれである。学者たちは、特殊教育史のような関連分野を研究することを促された。たとえば、デイヴィッド・ミッチェル（David Mitchell）の *Special Education in New Zealand: Its Growth Characteristics and Future*［Hamilton, NZ, 1972］と、ジェームズ・ワード（James Ward）とサンドラ・ボホナー（Sandra Bochner）の、*Educating Children with Special Needs in Regular Classrooms: An Australian Perspective*［Sydney, 1987］には、歴史に関する章がある。

19世紀以前に関する英語圏の研究は非常に限られていて、10本から20本ほどの学術論文があるにすぎない。中世（後期）では、リチャード・ノイゲバウアー（Richard Neugebauer）の 'A Doctor's Dilemma: The Case of William Harvey's Mentally Retarded Nephew', *Psychological Medicine* 19［1989］, 569-72と、デイヴィッド・ライト（David Wright）とアン・ディグビー（Anne Digby）共編著の *From Idiocy to Mental Deficiency*［London, 1996］に収められたノイゲバウアーの 'Mental Handicapped in Medieval and Early Modern England', 22-43がある。さらに、マーガレット・マグリン（Margaret McGlynn）の 'Idiots, Lunatics and the Royal Prerogative in Early Tudor England', *Journal of History* 26［2005］, 1-24がある。パーネル・ウィッカム（Parnel Wickham）は、マサチューセッツとヴァージニア植民地の白痴について、'Conceptions of Idiocy in Colonial Massachusetts', *Journal of Social History* 35［2002］, 935-54と 'Idiocy in Virginia, 1616-1860', *Bulletin of the History of Medicine* 80［2006］, 677-701という論文を書いた。これらの近世に関する論文において、歴史家は、その焦点の多くを法律に当てている。すなわち、地域の司法当局者が、心神喪失者を判定し、財産権を移譲する手続きを定め、また適切なケアを受けられていない人々を公立や王立の収容施設に入所させる手段を設ける通例の手続きを規定しようとしたことを明ら

かにしたのである。また一方で、ウィッカムは、清教徒の政治的・教義的論争における白痴の文化的意義について論じ、クリス・グッディー（Chris Goodey）は、‘From Natural Disability to the Moral Man: Calvinism and the History of Psychology’, *History of the Human Science* 14/3［2001］, 1-29の中で17世紀イギリスのカルバン派について同様のことを述べている。

イングランドと北アメリカの救貧法史に関する数多くの文献の中で、白痴または痴愚と称された人々の救貧法による救済について研究した者はごく少数である。そうした論文としては、ピーター・ラシュトン（Peter Rushton）の‘Lunatics and Idiots: Mental Disability, the Community, and the Poor Law in North East England, 1600-1800’, *Medical History* 32［1988］, 34-50、鈴木晃仁の‘Lunacy in Seventeenth- and Eighteenth- Century England: Analysis of Quarter Sessions Records: Part I’, *History of Psychiatry* 2［1991］, 437-56, ‘Part II’, *History of Psychiatry* 3［1993］, 29-44、デイヴィッド・ライトとアン・ディグビー共編著の *From Idiocy to Mental Deficiency*［London, 1996］収載のジョナサン・アンドリューズ（Jonathan Andrews）による‘Identifying and Providing for the Mentally Disabled in Early Modern England’, 65-92、同じくアンドリューズの‘Begging of the Question of Idiocy: The Definition and Socio-Cultural Meaning of Idiocy in Early Modern Britain: Part I’, *History of Psychiatry* 9［1998］, 65-95がある。18世紀末から19世紀までの、審問を通じての白痴（と狂気）の決定については、ジェームス・モラン（James Moran）の‘Asylum in the Community: Managing the Insane in Antebellum America’, *History of Psychiatry* 9［1998］, 217-40を、鈴木晃仁の *Madness at Home: The Psychiatrist, the Patient, & the Family in England, 1820-1860*

［Berkeley, 2006］を参照せよ。さらに、学術雑誌*History of Psychiatry*と、D・ライトとA・ディグビー共編著による*From Idiocy to Mental Deficiency: Historical Perspectives on People with Learning Disabilities*［London, 1996］の中に、優れた論文が含まれている。後者は、イギリスの研究者をこの分野に引き寄せようとした初期の試みである。

当然のこととして、特定の精神欠陥者施設の歴史は、そうした施設の権限を社会的・人口的・政治的背景の中で歴史的に読み取ろうとする数多くの事例研究を生み出してきた。オンタリオ州（カナダ）については、ハーヴェイ・シモンズ（Harvey Simmons）の*From Asylum to Welfare*［Downsview, 1982］、スコットランドについては、ネイル・アンダーソン（Neill Anderson）、アルトゥロ・ランガ（Arturo Langa）、H・フリーマン（H. Freeman）の'The Development of Institutional Care for Idiots and Imbeciles in Scotland', *History of Psychiatry* 8［1997］, 243-66、イングランドについては、デイヴィッド・ライトの*Mental Disability in Victorian England: The Earlswood Asylum, 1847-1901*［Oxford, 2001］、オーストラリアについては、キャサリン・コルボーン（Catherine Coleborne）とドリー・マッキノン（Dolly Mackinnon）共編著の*Madness in Australia: Histories, Heritage and the Asylum*［St Lucia, Queensland, 2003］の中のチャールズ・フォックス（Charles Fox）の"'Forehead Low, Aspect Idiotic': Intellectual Disability in Victorian Asylum, 1870-1887', 143-56を参照せよ。加えて、これらの施設への白痴児の収容に特化した論文もいくつかある。マーク・フリードベルガー（Mark Freidberger）の'The Decision to Institutionalise: Families with Exceptional Children in 1900', *Journal of Family History* 6［1981］, 396-409、デイヴィッド・ライト

の 'Family Strategies and the Institutional Committal of "Idiot" Children in Victorian England', *Journal of Family History* 23 [1998], 190-208 を参照せよ。一方、「コミュニティ・ケア」、すなわち19世紀と20世紀の白痴・精神欠陥者の施設外ケアの持続性については、わずかに文献がある。ピーター・バートレット（Peter Bartlett）とデイヴィッド・ライト共編著の *Outside the Walls of the Asylum: The History of Care in the Community, 1750-1900* [London, 1999] のいくつかの章を見よ。

蒙古症患者は、20世紀前半の国家的優生学運動の一部である断種と安楽死計画の主題としても登場する。優生学に関する文献は膨大だが、一国を主題にした研究と多国籍的な研究で重要なものがいくつかある。マーク・ハラー（Mark Haller）の *Eugenics: Hereditarian Attitudes in American Thought* [New Bruinswick, 1963]、ダニエル・ケヴルズ（Daniel Kevles）の *In the Name of Eugenics: Genetics and the Uses of Human Heredity* [New York, 1985; rept. Cambridge, Mass., 1995]〈西俣総平訳『優生学の名のもとに――「人類改良」の悪夢の百年』朝日新聞社、１９９３〉、グレタ・ジョーンズ（Greta Jones）の *Social Hygiene in Twentieth Century Britain* [Beckenham, 1986]、アンガス・マクラーレン（Angus McLaren）の *Our Own Master Race: Eugenics in Canada, 1885-1945* [Toronto, 1997]、マーク・アダムス（Mark Adams）編著の *The Wellborn Science: Eugenics in Germany, France, Brazil and Russia* [Oxford, 1990]〈佐藤雅彦訳『比較「優生学」史――独・仏・伯・露における「良き血筋を作る術」の展開』現代書館、１９９８〉、ナンシー・ステパン（Nancy Stepan）の *The Hour of Eugenics: Race, Gender and Nation in Latin America* [Ithaca, 1991]、イアン・ダウビゲン（Ian Dowbiggin）の *Keeping America Sane: Psychology and Eugenics in the United States and Canada, 1880-1940*

[Ithaca, 1997] である。オーストラリアでは、優生学に関する重要な研究として、スティーブン・ガートン(Stephen Garton)の、'Sound Minds and Healthy Bodies: Re-constructing Eugenics in Australia, 1914-1940', *Journal of Australian Historical Studies*, 26/103 [1994], 163-81 がある。また、マーティン・クロティ(Martin Crotty)、ジョン・ジャモーフ(John Germov)、グラント・ロッドウェル(Grant Rodwell)共編著の *A Race for Place: Eugenics, Darwinism and Social Thought and Practice in Australia* [Newcastle, Australia, 2000] に、アン・ウィリアムス(Anne Williams)による1章 'A Terrible and Very Present Danger: Eugenic Responses to the Feebleminded in New South Wales, 1900-1930' が含まれている。ダイアナ・ウィンダム(Diana Wyndham)の最近の研究、*Eugenics in Australia: Striving for National Fitness* [London, 2003] には、精神薄弱(精神遅滞)に関する言及があるが、ダウン症や蒙古症については特に記されていない。

ダウン症の歴史に限った文献については、わずかな論文や著書、未刊行博士論文があるにすぎない。ダウン症の歴史を最初に本格的に検証し、この障害の歴史における出発点となったのが、非常に詳細な未刊行博士論文であるリリアン・ジナイ(Lilian Zihni)の 'A History of the Relationship between the Concept and the Treatment of People with Down's Syndrome in Britain and America, 1867-1967' [University of London, 1990] である。ジナイはこの博士論文を元に、少数の論文を書いているが、その中で最も有名なものが、'Raised Parental Age and the Occurrence of Down's Syndrome', *History of Psychiatry* 5 [1994], 71-88 と 'Sutherland's Syphilis Hypothesis of Down's Syndrome', *Journal of the History of the Neuroscience* 4 [1995], 133-7 である。他にも3人の学者が、蒙古症の民族的・人種的意味付けを調査し

た。ダニエル・ケヴルズは、傑作 *In the Name of Eugenics*〈前掲『優生学の名のもとに』〉の中で、他の事項とともに、ペンローズの研究と「民族的」仮定の正体を探究している。マーク・ジャクソンは、ワルトロウド・アーンスト（Waltraud Ernst）とバーナード・ハリス（Bernard Harris）共編著の *Race, Science and Medicine, 1700-1960*［London, 1999］, 167-88 収載の 'Changing Depictions of Disease: Race, Representation and History of "Mongolism"' で、蒙古症の表象について検証している。ケヴルズは、21トリソミーの臨床遺伝学の詳細な説明を、S・ノルとJ・トレント共編著の *Mental Retardation in America: A Historical Reader*［New York, 2004］, 120-9 収載の 'Mongolian Imbecility: Race and its Rejection in the Understanding of Mental Disease' で論じた。フィオナ・ミラー（Fiona Miller）は、'Dermatoglyphics and the Persistence of Mongolism', *Social Studies of Science* 33［2003］, 75-94 の中で、1960年代の蒙古症の名称変化に関する科学的論争を調査している。ダウン症の歴史における主要な医師と科学者については、英語で書かれた啓蒙的な伝記がある。まずは、ダウンについて取り上げた、オコナー・ワード（O.Coner Ward）の *John Langdon Down: A Caring Pioneer*［London, 1998］〈安藤忠監訳『ダウン症療育のパイオニア——ジョン・ラングドン・ダウンの生涯』あいり出版、松籟社（発売）、2006〉、次に、ジェローム・ルジューヌの娘による、わかりやすく共感的なルジューヌの伝記（原典はフランス語）*Life is a Blessing: A Biography of Jerome Lejeune - Genetisict, Doctor, Father*［San Francisco, 2000］、さらに、ジャーナリストのアンヌ・バーネット（Anne Bernet）によるジェローム・ルジューヌの伝記 *Jérôme Lejeune: Le Père de la génétique modern*［Paris, 2004］がある。ルジューヌがトリソミー発見の重要人物とみなされてきたことについて、彼の同僚（共著者）のマルト・ゴーチエ（Marthe Gautier）は、最近、'Ciquantenaire de la trisomie 21. Retour sur une decouverte', *Médicine/ Sciences* 25/3［Paris, 2009］, 311-15 の中で反論している。この文献は、遺伝学史家のピーター・ハーパー（Peter Harper）によって、'Fiftieth Anniversary of Trisomy 21: Returning to a Discovery', *Human Genetics* 126［2009］, 317-24 として英訳（コメント付きで）されている。ピーター・ハーパーは、*A Short History of Genetics*［Oxford, 2008］, 151-5 の中のトリソミー発見について言及した箇所で、ルジューヌ一人ではなく、そのチーム全体を評価した。彼の本は、科学者以外の読者に向けて、20世紀半ばの遺伝学の時代について非常にわかりやすく紹介している。イギリスのラングドン・ダウン・センター財団による出版物にも、ダウンと家族の歴史に焦点を当て、特に私立ノーマンズフィールド病院における彼らの功績を扱ったものが少しある。医学における名祖を扱ったいくつかの小論でも、ダウン症の語源解説を行っており、たとえば、ノーマン・ハワード＝ジョーンズ（Norman Howard-Jones）の'On the Diagnostic Term Down's Disease', *Medical History* 23/1［1979］, 102-4 がある。

障害研究の分野が発展し、成熟するにつれて、またダウン症や精神遅滞のある人々が、特殊教育の歴史、優生学の歴史、医学の歴史の一項目のもとで検討されることから研究の本流へと移動することで、上述してきたような関心の欠如は、やがて見られなくなるだろう。副分野としての障害の歴史は、歴史学において影響力のある、興味深い分野となりつつある。新たな障害史の中の知的障害に関する有益な議論については、アン・ボルセイ（Anne Borsay）の'Language and Context: Issues in the Historiography of Mental Impairments in America, c.1800-1970', *Disability and Society* 12［1997］, 133-42 とマーガレット・

テナント（Margaret Tennant）の 'Disability in New Zealand: A Historical Survey', *New Zealand Journal of Disabilities Studies* 2［1996］, 3-33 がある。これらの論文は、この興味深い、生まれたばかりの領域の道筋を切り拓くであろう。もちろん、歴史を記述することは、それが対象とする変わりゆく社会的・医学的文脈と無関係ではない。結果として、障害研究の発展と障害のある人々の社会における主流化は、きっと、次の世代の歴史学研究に活気を与え、それを形づくることになるであろう。

日本の研究状況

大谷　誠

日本における「知的障害のある人々」の歴史を検討した文献は、教育史や社会福祉史の領域で主に蓄積されてきた。それらは主に、日本の近代化・現代化の中で知的障害のある人々の処遇をとらえ、私的・公的な立場から、彼らへの教育や福祉が取り組まれていく経緯について検討した。その研究蓄積は数多いが、たとえば、津曲裕次は、明治期に日本で最初に設立された知的障害児向けの施設である滝乃川学園の創設者、石井亮一の生涯を『石井亮一』（シリーズ福祉に生きる）［大空社、2002］で紹介した。また、戸崎敬子は、『新特別学級史研究――特別学級の成立・展開過程とその実態』［多賀出版、2000］の中で、大正期に、知的障害児向けの特殊学級の開設が顕著になるも、1930年代から40年代に、その数が激減したことを実証し、河合隆平は、『総力戦体制と障害児保育論の形成――日本障害児保育史研究序説』［緑蔭書房、2012］にて、1930年代から40年代における、愛育事業による知的障害児向けの保育について論じた。さらに、山田明は、『戦前知的障害者施設の経営と実践の研究』［学術出版会、2009］で、昭和初期において、知的障害者が施設に入所する理由として、家庭の貧困問題と、彼らを受け入れる社会体制の不備について述べた。1964年に発足の「精神薄弱問題史研究会」は、研究誌『精神薄弱問題史研究紀要』を刊行し、数多い学術論文を世に送り出す一方、一般読者向けに、明治時代から1980年代までの知的障害者への処遇を射程に入れた、『人物でつづる障害者教育史　日本編』〔日本文化科学社、1988〕を出した。

そして、知的障害のある人々の歴史は、優生学を論じた文献の中でも頻繁に登場する。たとえば、藤野豊は、『日本ファシズムと優生思想』〔かもがわ出版、1998〕にて、優生学に共鳴した科学者が、大正期から昭和戦前期にかけて、「白痴」の繁殖を防止すべきだと主張し始めたと述べている。また、同じ時代に、優生学が知的障害者施設の関係者にも影響を与え、川田貞治郎が創設した藤倉学園では知的障害者の去勢が実施されたことを、平田勝政が「日本における優生学の障害者教育・福祉への影響――知的障害を中心に」〔中村満紀男編著『優生学と障害者』明石書店、2004〕で検討した。さらに、松原洋子は、第二次世界大戦後も優生学に関する法律が存続し、母体保護の観点から知的障害児への断種手術が継続されたことを、「〈文化国家〉の優生法――優生保護法と国民優生法の断層」〔『現代思想』25巻4号、青土社、1997〕で論じた。

その一方、茂木俊彦・高橋智・平田勝政は、『わが国における「精神薄弱」概念の歴史的研究』〔多賀出版、1992〕の中で、『神経学雑誌』などを通じて、明治期から昭和戦前期までの精神医学領域における「知的障害」の分類・定義について考察した。しかし、知的障害のある人々の処遇における、精神科医などの医療従事者の現場介入について、特に当事者や家族との関係で明らかにした文献は少ない。

そのうえ、「蒙古症」・ダウン症の歴史的状況を論じた文献は、非常に少ない。例を挙げると、1920年代から30年代半ばにかけて、小児医療の学会誌にて「蒙古症」に関する学術論文数が増加したが、そうした歴史的事実について解釈した研究書・論文は皆無に等しい。このような研究状況において、ダウン症は、出生前診断の歴史的展開を紹介する文献の中で取り上げられるようになった。たとえば、佐藤孝道は、『出生前診断――いのちの品質管理への警鐘』［有斐閣選書、１９９９］の中で、１９８０年代以降における出生前診断の拡大と、それに向き合う姿勢のあり方について論じた。また、坂井律子は、『ルポルタージュ出生前診断――生命誕生の現場に何が起きているのか？』［日本放送出版協会、１９９９］において、１９９０年代の母体血清マーカーテストと着床前診断によって、大きな転換期を迎えた日本の出生前診断について述べた。そして、大野明子は、『「出生前診断」を迷うあなたへ――子どもを選ばないことを選ぶ』［講談社、２０１３］にて、ダウン症のある子どもを育てた経験と、出生前診断に対する母親たちの心情を伝えた。さらに、坂井律子は、『いのちを選ぶ社会――出生前診断のいま』［ＮＨＫ出版、２０１３］で、今日（２０１２〜１３年の）の新型出生前検査をめぐる大きな社会の揺れを克服する策として、過去を振り返ることの重要性について述べている。

１９７０年代以降、障害のある人々の主体性を求める運動が活発化するなかで、今世紀転換期に、知的障害のある人々の地域での生活が、国の政策として位置付けられるようになった。脱施設化の歴史的経緯について、立岩真也「はやく・ゆっくり――自立生活運動の生成と展開」［安積純子・尾中文哉・立岩真也・岡原正幸著『生の技法――家と施設を出て暮らす障害者の社会学』第3版、生活書院、２０１３］がある。また、利光恵子は『受精卵診断と出生前診断――その導入をめぐる争いの現代史』［生活書院、２０１２］の中で、出生前診断をめぐる障害者団体と産婦人科医との論争について明らかにした。英米では、障害史研究が、障害のある人々の主体性を念頭に置きつつ、これまでの教育史、社会福祉史、科学史、医学史の成果を盛り込み、新たな分野を切り開こうとしている。日本でも障害史のパイオニア的な研究書として、山下麻衣編著『歴史のなかの障害者』〔法政大学出版局、2014〕が登場した。今後、障害史に引きつけた知的障害のある人々、さらに、ダウン症のある人々の歴史学研究が数多く生まれることを期待したい。

注

プロローグ

1 J. Down, 'Observations on an Ethnic Classification of Idiots', *Journal of Mental Science* 13 [1867], 121-2.

2 たとえば次を参照せよ。Parnel Wickham, 'Conceptions of Idiocy: Idiocy in Colonial Massachusetts', *Journal of Social History* 35 [2002], 949.

第1章

1 Richard Neugebauer, 'A Doctor's Dilemma: The Case of William Harvey's Mentally Retarded Nephew', *Psychological Medicine* 19 [1989], 569-72.

2 W. S. Holdsworth, *A History of English Law*, 5th edn. [London, 1903], i. 473-4. Nigel Walker, *Crime and Insanity in England: i. The Historical Perspective* [Edinburgh, 1968], 25に引用されている。

3 この法廷文書は、実質は法規要約にすぎず、後世に法規であると誤解されたとの見解もある。

4 次の文献を見よ。Richard Neugebauer, 'Mental Handicap in Medieval and Early Modern England: Criteria, Measurement and Care', in David Wright and Anne Digby [eds.], *From Idiocy to Mental Deficiency* [London, 1996], 38.

5 *The Oxford English Dictionary*, 2nd edn. [Oxford, 2000], vii. 625 に引用されている。

6 Henry de Bracton, *On the Laws and Customs of England*, ed. and trans. Samuel Thorne, 4vols. [Cambridge, Mass., 1968], ii. 384. Dana Rabin, *Identity, Crime, and Legal Responsibility in Eighteenth-Century England* [Basingstoke, 2004], 24 に引用されている。

7 Old Bailey Sessions Papers 1684-1834, 'Central Criminal Court Sessions Papers 1835-1913'. Walker, *Crime and Insanity in England*, 37 に引用されている。

8 Mathew Hale, *The History of the Pleas of the Crown*, 2 vols. [London, 1736], i. 31-2. Rabin, *Identity, Crime, and Legal Responsibility*, 24 に引用されている。

9 Rabin, *Identity, Crime, and Legal Responsibility*, 104.

10 Peter Rushton, 'Idiocy, the Family and the Community in Early Modern Northwest England', in Wright and Digby [eds.], *From Idiocy to Mental Deficiency*, 47.

11 Jonathan Andrews, 'Identifying and Providing for the Mentally Disabled in Early Modern London', ibid. 84.

12 E. G. Thomas, 'The Old Poor Law and Medicine', *Medical History* 24 [1980], 6 に引用されている。

13 Hugh Paton, *A Series of Original Portraits and Caricature Etchings by the Late John Kay, Miniature Painter, Edinburgh, with Biological Sketches and Anecdotes* [Edinburgh, 1842], i. pt. 1, 7-8.

14 Parnel Wickham, 'Conceptions of Idiocy in Colonial Massachusetts', *Journal of Social History*, 35 [2002], 940 に引用されている。

15 Thomas Hooker, *The Souls Vocation or Effectual Calling to Christ* [London, 1638], 108. Parnel Wickham, 'Conceptions of Idiocy in Colonial Massachusetts', *Journal of Social History* 35 [2002], 942 に引用されている。

16 John Locke, *An Essay Concerning Human Understanding*, ed. Peter H. Nidditch [Oxford, 1975], bk. I ch. II, sec. 5, 49-51; see also bk. I ch. II sec. 27, 63-4; bk. II ch. XI sec. 12, 160; bk. I, ch. II, sect. 12, 159-61. 訳は、以下の邦訳書の該当箇所を参考にした。ジョン・ロック『人間知性論』（一）大槻春彦訳［岩波文庫、１９７２］２２９‐２３０頁。

17 Locke, *Essay*, 161. ロック『人間知性論』２３１頁。

18 Édouard Séguin, 'Idiocy: its Diagnosis and Treatment by the Physiological Methods, with suggestions on the application of that method to the treatment of some diseases, and to education in the public schools', in *Transactions of Medical Society of the State of New York For the Year 1864* [Aibany, 1864], 25.

19 Ibid.

20 Édouard Séguin, *Idiocy and its Treatment by the Physiological Method* [New York, 1866], 381. Kate Brousseau, *Mongolism: A Study of the Physical and Mental Characteristics of Mongolian Imbeciles* [London, 1928], 1-2 に引用されている。

21 Ibid.

22 John Forbs, *A Physician's Holiday or A Mouth in*

Switzerland in the Summer of 1848 [London, 1869], 270-1.

23 Dorothea Dix, 'Memorial to the Legislature of Massachusetts, 1843', in Marvin Risen, Gerald R. Clark, and Marvin S. Kivitz [eds.], *The History of Mental Retardation: Collected Papers* [Baltimore, 1976], i. 7.

24 Ibid.

25 Ibid. 15.

26 Thomas Hobbes, *Leviathan* (1651)[London, 2008], iii.

第2章

1 Jonathan Friedrich Blumenbach, *De Generis Humani Varietate Nativa* (On the Natural Varieties of Mankind) [1795]. Norman Howard-Jones, 'On the Diagnostic Term Down's Disease', *Medical History* 23/1 [1979], 102-4 に引用されている。

2 John Langdon Down, 'Observations on an Ethnic Classification of Idiots', *Journal of Mental Science* 13 [1867], 121-2.

3 Ibid. 122.

4 Ibid. 122-3.

5 S. J. Gould, *The Panda's Thumb* [New York, 1980], 164-7. なお、この書物は日本語に翻訳されている。スティーブン・ジェイ・グールド『パンダの親指――進化論再考』桜町翠軒訳［早川書房、１９９６］。

6 Down, "Observations", 123.

7 たとえば、ディグビーは、ヴィクトリア朝時代中期の一般開業医の給与は年額４００～８００ポンドであったと言う。もちろん、ダウンはアールズウッド白痴保護院に賄い付きの自室を所有していたし、彼の収入は10年の間に着実に増加した。Anne Digby, *Making a Medical Living: Doctors and Patients in the English Market for Medicine, 1720-1911* [Cambridge: Cambridge University Press, 1994], 145-7.

8 [Annual] Report, 1860, Archives for the Royal Earlswood Asylum, Surrey History Centre, 176.

9 Ibid.

10 [Annual] Report of Earlswood Asylum, 1859, Archives of the Royal Earlswood Hospital, Surrey History Centre, 392/1/2/1, 157.

11 Mark Jackson, 'Changing Descriptions of

Disease: Race, Representation and the History of "Mongolism"", in Waltraud Ernst and Bernard Harris [eds.], *Race, Science and Medicine, 1700-1960* [London, 1999], 167-88.

12 Minutes of Board, 15 January 1868, Archives of the Royal Earlswood Asylum, Surrey History Centre, 392/2/1/6.

13 David Wight, 'Mongols in Our Midst: John Langdon Down and the Ethnic Classification of Idiocy, 1858-1924', in Steven Noll and James W. Trent [eds.], *Mental Retardation in America* [New York and London, 2004], 105.

14 Letter from Down to the Board, 5 February 1868, as transcribed in the minutes of the Board, 15 January 1868, Archives of the Royal Earlswood Asylum, Surrey History Centre 392/2/1/6, 124. Wright, "Mongols in Our Midst", 105に引用されている。

15 Minutes of the Board, Archives of the Royal Earlswood Asylum, Surrey History Centre, 392/2/1/6, 137-8.

16 'John L. H. Down, M.D., F.R.C.P., J.P.', *British Medical Journal* 2 [17 Oct. 1896], 1170-1; 2: 1104. 'John Langdon Down', *The Lancet* 148 [17 Oct. 1896], 1104.

17 大英帝国において当時、他の白痴保護院も設立された。たとえば、（プロテスタントが経営する）ダブリンのスチュワート白痴施設が１８６９年に設立され、カナダのオンタリオ州のオリリア白痴保護院が１８７６年に設立された。

18 A. Mitchell and R. Fraser, 'Kalmuc Idiocy: Report of a Case of Autopsy with Notes on Sixty-two Cases', *Journal of Mental Science* 22 [1876], 169-79.

19 William W. Ireland, *On Idiocy and Imbecility* [London, 1877].

20 O. C. Ward, *John Langdon Down: A Caring Pioneer* [London, 1998]. この本は日本語に翻訳されている。オコナー・ワード『ダウン症療育のパイオニア――ジョン・ラングドン・ダウンの生涯』安藤忠監訳［あいり出版、松籟社（発売）、２００６］。

21 Lilian Zihni, 'A History of the Relationship between the Concept and the Treatment of People with Down's Syndrome in Britain and America, 1867-1967' [University of London, 1990], ch. 6.

22 D. W. Hunter, 'Discussion', *British Medical Journal* 2

[1909], 187. Zihni, 'A History of the Relationship', 254に引用されている。

23 F. G. Crookshank, *The Mongol in Our Midst* [London, 1924].

24 Desire Magloire Bourneville and Royer, 'Imbecilite congenital probablement arravee par alcoolisme de nourrice', *Recherche sur l'epilepsie* 24 [1903], 24. Kate Brousseau, *Mongolism: A Study of the Physical and Mental Characteristics of Mongolian Imbeciles* [Baltimore, 1928], 15に引用されている。

25 Alfred Tredgold, *Mental Deficiency: Amentia*, 2nd edn. [London 1914], 211-20.

26 G. A. Sutherland, 'Mongolian Imbecility in Infants', *Practitioner* 63 [1899], 640. Zihni, 'A History of the Relationship', ch. 7も参照せよ。

27 George Shuttleworth, 'Clinical Lecture on Idiocy and Imbecility', *British Medical Journal* [1886], 185. Jackson, 'Race', 173に引用されている。 Zihni, 'Raised Parental Age and the Occurrence of Down's Syndrome', *History of Psychiatry* 5 [1994], 77-9も参照せよ。

28 G. A. Sutherland, 'Differential Diagnosis of Mongolism and Cretinism in Infancy', *The Lancet* [6 January 1900], 23-4.

29 Clemens Benda, *Mongolism and Cretinism: A Study of the Clinical Manifestations and the General Pathology of Pituitary and Thyroid Deficiency* [New York, 1946].

30 F. G. Crookshank, 'Mongols', *Universal Medical Record* 3 [1913], 12. Zihni, ibid. に引用されている。

31 Di George, 'Contributo alla etipatogenesi dell'idiozia mongoloide' [Mongoloid Idiocy], *Pediatria Naples*, 24/7 [July 1916], 403. 'Mongoloid Idiocy', *Journal of the American Medical Association* 67/14 [30 Sept. 1916], 1050.

32 Tredgold, *Mental Deficiency*, 212-18.

33 Alfred Tredgold, *Mental Deficiency: Amentia*, 4nd edn. [London, 1922], 246-9.

34 Charles Paget Lapage, *Feeblemindedness in Children of School Age*, 2nd edn. [Manchester, 1920].

35 Ibid. 101.

36 この事件の詳細については、Ward, *John Langdon Down*, ch. 13を参照せよ、

37 Ibid. 141.

第3章

1 'South-Eastern Division', *Journal of Mental Science* 52 [1906], 187-90.
2 'Report', *British Medical Journal* 2 [1909], 665.
3 Reginald Down, 'Notes and News', *Journal of Mental Science* 52 [1906], 188-9.
4 A. F. Tredgold, 'The Feeble-Minded—A Social Danger', *Eugenics Review* 1 [1909-10], 97-104.
5 Winston Churchill, 'Care of the Mentally Retarded, July 15 1910', in *Blood, Toil, Tears and Sweat: Speeches of Winston Churchill* [Boston, 1989], ii. 1588. また、*The Times*, 'The Care of the Feeble-Minded' [16 July 1910], 8 の複製版を参照せよ。
6 Sociology Society, *Sociological Papers*, 58-60. Bernard Semmel, 'Karl Pearson: Socialist and Darwinist', *British Journal of Sociology* 9 [1958], 122 に引用されている。
7 Diane Paul, 'Eugenics and the Left', *Journal of the History of Ideas* 14 [1984], 568.
8 G. R. Searle, *Eugenics and Politics in Britain 1900-1914* [Leyden, 1976], 92 からの引用。ダニエル・ケヴルズは、優生学に一時的な関心を示したショーが、消極的優生学ではなく積極的優生学を強調する傾向にあったと主張している。Daniel Kevles, *In the Name of Eugenics* [New York, 1985, repr. 1995], 86. この本は日本語に翻訳されている。ダニエル・J・ケヴルズ『優生学の名のもとに――「人類改良」の悪夢の百年』西俣総平訳［朝日新聞社、１９９３］。
9 Francis Warner, 'Abstracts of the Milroy Lectures on an Inquiry as to the Physical and Mental Condition of School Children', *British Medical Journal* [19 Mar. 1892], 589.
10 Ibid. 590.
11 J. E. Wallace Wallin, *The Mental Health of the School* [New Heaven, 1914].
12 James Trent, *Inventing the Feeble Mind: A History of Mental Retardation in the United States* [Berkeley, Calif., 1994], 147.
13 S. J. Havill and D. R. Mitchell [eds.], *Issues in New Zealand Special Education* [Auckland, 1972], 25.
14 Matt Egan, 'Mental Defectives in Scotland, 1857-1939', in Pamela Dale and Joseph Melling [eds.],

Mental Illness and Learning Disability since 1850: Finding a Place for Mental Disorder in the United Kingdom [London, 2006], table 7.1, and 131-53.

15 Egan, 'Mental Defectives', 137に引用されている。

16 'Woes of Women', *New Zealand Truth* [29 Sept. 1923], 7.

17 'Report of the Committee of Inquiry into Mental Defectives and Sexual Offenders in New Zealand', *Appendices to the Journals of the House of Representations* [1925], H-31A, 11.

18 Kate Brousseau, *Mongolism* [London, 1928].

19 Lionel Penrose, *The Biology of Mental Defect* [London, 1949], 346, 25-33. この本は日本語に翻訳されている。L・S・ペンローズ『精神薄弱の医学』秋山聡平訳［慶応通信、１９７１］。

20 Henry H. Goddard, *The Kallikak Family*, 2nd edn. [London, 1912].

21 Lelia Zenderland, 'The Parable of the Kallikak Family: Explaining the Meaning of Heredity in 1912', in Steven Noll and James W. Trent [eds.], *Mental Retardation in America* [New York, 2004], 165-85.

22 R. L. Dugdale, *The Jukes: A Study in Crime, Pauperism, Disease and Heredity* [New York, 1877], 70.

23 Harry Laughlin, 'The Eugenic Sterilization of the Feeble-Minded', in Noll and Trent [eds.], *Mental Retardation in America*, 228.

24 James W. Trent Jr., *Inventing the Feeble Mind: A History of Mental Retardation in the United States* [Los Angeles, 1994], 194-7. この本は日本語に翻訳されている。J・W・トレント・Jr.『「精神薄弱」の誕生と変貌――アメリカにおける精神遅滞の歴史』清水貞夫監訳［学苑社、１９９７］。

25 Molly Ladd-Taylor, 'The "Sociological Advantage" of Sterilization: Fiscal Politics and Feeble-Minded Women in Interwar Minnesota', in Noll and Trent [eds.], *Mental Retardation in America*, 286.

26 Steven Noll, *Feeble-Minded in Our Midst: Institutions for the Mentally Retarded in the South, 1900-1949* [Chapel Hill, 1995], 67-71.

27 Angus Mclaren, 'The Creation of a Haven for Human Thoroughbreds: The Sterilization of the Feeble-Minded and Mentally Ill in British Columbia', *Canadian History Review* 67 [1986], 133.

28 Noll, *Feeble-Minded in Our Midst*, 72.

29 Angus McLaren, *Our Own Master Race: Eugenics in Canada 1885-1945* [Toronto, 1990], iii.

30 Ian Dowbiggin, 'Keeping This Young Country Sane: C. K. Clarke, Immigration Restriction, and Canadian Psychiatry, 1890-1925', *Canadian Historical Review* 76 [1995], 598-627.

31 Ibid.

32 Timothy Caulfield and Gerald Robertson, 'Eugenic Politics in Alberta: From the Systematic to the Systemic?', *Alberta Law Review* 35 [1996], 1-8.

33 McLaren, 'The Creation of a Haven for Human Thoroughbreds', 142-3.

34 Ibid. 145-6.

35 Caulfield and Robertson, 'Eugenic Policies in Alberta,' 1-8.

36 Diana Wyndham, *Eugenics in Australia: Striving for National Fitness* [London, 2003], 7-46.

37 Angela Walhalla, 'To "Better the Breed of Men": Women and Eugenics in New Zealand, 1900-1935', *Women's History Review* 16/2 [2007], 176-7.

38 Kevles, *In the Name of Eugenics*, 172-3.

39 T－4とはTiegartenstrase 4（ティーアガルテン通り4番地）の略語で、ベルリンのティーアガルテンの邸宅の住所を示している。その住宅には活動統括拠点である、健康・施設ケア慈善財団（Gemeinnützige stiftung für Heil- und Anstaltspflege）があった。

40 Robert Jay Lifton, *The Nazi Doctors: Medical Killing and the Psychology of Genocide* [New York, 1986], 63.

41 Ian Kershaw, *Hitler: Nemesis 1936-1945* [New York, 2000], 261.

42 Saul Friedlander, *Nazi Germany and the Jews: The Years of Persecution, 1933-1939* [New York, 1997], 209-10.

43 フリードランダーは、断種数を記録した表を数多く所有している。Henry Friendlander, *Origins of Nazi Genocide* [Chapel Hill and London, 1995], 26-30, 35-6.

44 Burleigh, *The Third Reich*, 383からの引用。

45 Ulf Schmidst, *Karl Brandt: the Nazi Doctor. Medicine and Power in the Third Reich* [London, 2007], 117-23.

46 Burleigh, *The Third Reich*, 384.

47 Friendlander, *Origins of Nazi Genocide*, 53-4, 57.

48 Richard Evans, *The Third Reich at War* [New York,

2009], 81.

49 Burleigh, *The Third Reich*, 391.

50 Friendlander, *Origin of Nazi Genocide*, 109-10 の 表5・3を参照せよ。

51 ドイツが、7万273人を「消毒」することでどれほど節約できたかの概要を述べた文書が存在する。Kershaw, *Hitler*, 261 を参照せよ。

52 Ibid.

53 Gunnar Broberg and Nils Roll-Hansen [eds.], *Eugenics and the Welfare State: Sterilization Policy in Denmark, Sweden, Norway and Finland* [East Lansing, 1996].

54 Tony Judt, *Postwar: A History of Europe since 1945* [London, 2005], 368. この本は日本語に翻訳されている。トニー・ジャット『ヨーロッパ戦後史』森本醇訳［みすず書房、２００８］。

55 T. Katagiri, 'Japan's Eugenic Protection Law', in T. M. Radhire [ed.], *Law and Population: Jakarta, Indonesia* [Southeast Asia Regional Seminar on Law and Population, 1976], 272-83. 廣嶋清志「現代日本人口政策史小論(2)——国民優生法における人口の質政策と量政策」『人口問題研究』１６０号［国立社会保障・人口問題研究所、１９８１］61 - 77頁。

56 Lionel Penrose, 'The Relative Effects of Parental and Maternal Age in Mongolism', *Journal of Genetics* 27 [1933], 219-24.

57 Daniel Kevles, *In the Name of Eugenics* [New York, 1985; repr. 1995], 148-63.

58 Penrose, 'The Relative Effects', 219-24.

59 Lionel Penrose, *The Biology of Mental Defect* [London, 1949], pp. ix-xi.

60 Ibid. 175-8, 181-90.

61 Winston Churchill, *The Times*, 16 July 1910.

第４章

1 Gordon Allen, C. E. Benda, J. A. Book, C. O. Carter, C. E. Ford, E. H. Y. Chu, E. Hanhart, George Jervis, W. Langdon-Down, J. Lejeune, Hideo Nishimura, J. Oster, L. S. Penrose, P. E. Polani, Edith L. Porter, Curt Stern, R. Turpin, J. Warkany, and Herman Yannet, 'Mongolism' (letter to editor), *The Lancet*, 277 [1961], 775. 『ランセット』はノーマン・ラングドン＝ダウン（Norman Langdon-Down）をW. Langdon-

Down と誤表記している。

2 Corner Ward, *John Langdon Down*, 200.

3 L. S. Penrose, 'Mongolism', *British Medical Bulletin* 17 [1961], 184-9.

4 モリスは、ダウン症が「欧州人病」であると結論付けた。R. Morris, 'Down's Syndrome in New Zealand', *New Zealand Medical Journal* 73 [1971], 195-8. 一方、ムルカイは、原住民の中のダウン症発生率が低いとの神話をしりぞけた。M. T. Mulcahy, 'Down's Syndrome in Western Australia: Cytogenetics and Incidence', *Human Genetics* 48/1 [1979], 67-72.

5 Lionel S. Penrose, *The Biology of Mental Defect* [London, 1949], 175-8, 181-90.

6 「ダウン症候群」が最初に使用されたのは以下の文献であった。Sheldon Reed, 'Down's Syndrome (Mongolism)', *Eugenics Quarterly* 10 [1963], 139-42.

7 G. E. Wolstenholme and Ruth Porter [eds.], *Mongolism* [London, 1967], 89-90.

8 「蒙古症」への執着については以下の研究がある。Fiona Alice Miller, 'Dermatoglyphics and the Persistence of "Mongolism"', *Social Studies of Science* 33 [2003], 75-94.

9 Wolstenholme and Porter [eds.], *Mongolism*, 88-90.

10 'Psychological Studying Mongolism (Down's Syndrome) in New Zealand', *Te Ao Hou: The New World* 54 [March 1966], 55. たとえば、大衆紙における時代遅れの言葉の使用については、以下の文献を参照。'Study on Animal-Cell Therapy for Mongolism', *Sydney Morning Herald* [14 March 1980], 5.

11 Peter Harper, *A Short History of Medical Genetics* [Oxford, 2008], 143-7.

12 T. C. Hsu, *Human and Mammalian Cytogenetics: An Historical Approach* [New York, 1979].

13 Harper, *A Social History of Medical Genetics*, 147-51. この発見は１９５５年末になされたが、論文が出たのは次の年である。

14 P. L. Waardenburg, *Das Menschliche Auge und Seine Erbenlangen* [The Hague, 1932], 47-8; repr. In translation in F. Vogeland A. G. Motulsky, *Human Genetics: Problems and Approaches*, 2nd edn. [New York, 1986]. Harper, *A Short History of Medical Genetics*, 151-2 に引用されている。

15 Marthe Gautier [in translation by Peter Harper], 'Fiftieth Anniversary of Trisomy 21: Returning to a

Discovery', *Human Genetics* 126 [2009], 318.

16 ゴーチエは、発見に伴う多くの「皮肉」の一つとして、21番染色体は誤って命名されたもので、そのサイズから、22番染色体と名付けられるべきだったと回想する。しかし、その誤りに気づいたときには、21トリソミーにまつわる相当数の文献がすでに出ていたため、遺伝学界はその番号付けを不問にした。Gautier, 'Fiftieth Anniversary', 320 n. 7.

17 Personal correspondence with Clark Fraser, Professor Emeritus of Medical Genetics, McGill University, 15 August 2010.

18 Jérôme Lejeune, Marthe Gautier, and M. Raymond Turpin, 'Étude des chromosomes somatiques de neuf enfants mongoliens', *Académie des Science*, 248 [1959], 1721-2.

19 発見の優れた要約と、ルジューヌのインタビュー内容については、以下の文献を参照せよ。Kevles, "'Mongolian Imbecility": Race and its Rejection in the Understanding of Mental Disease', Steven Noll and James W. Trent [eds.], *Mental Retardation in America: A Historical Reader* [New York, 2004], 120-9.

20 Harper, *A Short History of Medical Genetics*, 152, 169 n. 14を参照せよ。また、ゴーチエによる、この問題への１９５０年以降のペンローズの取り組みに関する回想については、Gautier, 'Fiftieth Anniversary', 319を見よ。

21 Lionel Penrose and George Smith, *Down's Anomaly* [London, 1966].

22 Raymond Turpin and Jérôme Lejeune, *Les Chromosomes humains: Caryotype normal et variations pathologiques* [Paris, 1965], trans. as *Human Afflictions and Chromosomal Aberrations* [Oxford, 1969].

23 Ernest and Harris, *Race, Science and Medicine* のジャクソンの論文を参照せよ。

24 Penrose and Smith, *Down's Anomaly*, 172.

25 'Classification and Nomenclature of Malformation' [editorial letter], *The Lancet*, 303 [1974], 798.

26 David Gibson, *Down's Syndrome: the Psychology of Mongolism* [Cambridge, 1978]; Jean-Luc Lambert and Jean-Adolphe Rondal, *Le Mongolisme* [Brussels, 1979.]

27 Lambert and Rondal, *Le Mongolisme*, 12.

28 Bengt Nirje, 'Symposium on "Normalization": I.

The Normalization Principle: Implications and Comments', *Mental Subnormality*. 16/31 [1970], Pt. 2, 62-70.

29 Bengt Nirje, 'The Normalization Principle and its Human Management Implications', in Robert B. Kugel and Wolf Wolfensberger [eds.], *Changing Patterns in Residential Services for the Mentally Retarded* [Washington, 1969], 181.

30 Peter L. Tyor and Leland V. Bell, *Caring for the Retarded in America* [Connecticut, 1984], 144-6. この本は日本語に翻訳されている。『精神薄弱者とコミュニティ——その歴史』清水貞夫ほか監訳［相川書房、１９８８］。

31 Phil Brown, *The Transfer of Care* [London, 1986], 41-3.

32 Ellen Bassuk and Samuel Garson, 'Deinstitutionalization and Mental Health Services', in Phil Brown [ed.], *Mental Health Care and Social Policy* [Boston, 1985], 136.

33 'Excepts from Statement by Kennedy', *New York Times*, 10 September 1965, 21.

34 John Sibley, 'Kennedy Backed by Secret Report on Mental Homes', *New York Times*, 11 September 1965, 1; McCandlish Philips, 'Hospital's Goals are Modest Ones', *New York Times*, 11 September 1965, 24; Muurray Schumach, 'Chaplain for #2 Years at Rome Institution Lauds Work There', *New York Times*, 13 September 1965, 39.

35 David and Sheila Rothman, *The Willowbrook Wars* [New York, 1984].

36 Louse Young and Adrian Ashman, 'Deinstitutionalisation in Australia Part 1: Historical Perspective', *British Journal of Developmental Disabilities*, 50/1 no. 98 [January, 2004], 21-8.

37 Max Abbott, 'Consumer Developments in New Zealand', *Community Mental Health*, 3/1 [Nov. 1986], 19-30. Hilary Haines and Max Abbott, 'Deinstitutionalisation and Social Policy in New Zealand: 1: Historical Trends', *Community Mental Health*, 1/2 [Feb. 1985], 44-56.

38 Avery Jack, 'Deinstitutionalisation and the Mentally Handicapped', *Community Mental Health*, 2/1 [July 1985], 45-51.

39 Abbott, 'Consumer Developments', 20.

40 Dolly Mackinnon and Catherine Coleborne, 'Introduction: Deinstitutionalisation in Australia and New Zealand', *Health and History*, 5/2 [2003], 1-16.

41 K. Claire Lakin and Robert H. Bruininks, 'Contemporary Services for Handicapped Children and Youth', in Robert H. Briininks and K. Charlie Lakin [eds.], *Living and Learning in Least Restrictive Environment* [Baltimore and London: Paul H. Brookes, 1985], 6-7.

42 Ibid. 14.

43 Otto F. Wahl, 'Community Impact of Group Homes for Mentally Ill Adults', *Community Mental Health Journal* 29 [1993], 248-9.

44 G. F. Smith and J. M. Berg, *Down's Anomaly*, 2nd edn. [Edinburgh, 1976], 275-8.

45 'Eunice Kennedy Shriver, who founded Special Olympics, tells how she found a focus for her life's work, and created a global movement', Special Olympics, <http://www.specialolympics.org/eunice_kennedy_shiriver_how_it_began.aspex>, accessed 14 March 2011.

46 Clara Lejeune, *La Vie est un Bonheur: Jérôme Lejeune, mon père* [Paris, 1997], trans. Michael Miller as *Life is a Blessing: A Biography of Jerome Lejeune* [San Francisco, 2000].

47 Lionel Penrose, 'Human Chromosomes', 22 October 1959, Lionel S. Penrose Papers, file 88/1. Kevles, 'Mongolian Imbecility', 126 に引用されている。

48 'Jerome Lejeune proposed for Beatification', *Catholic Insight* 12/4 [2004], 37.

49 Gautier, 'Fiftieth Anniversary', 318.

第5章

1 Renée C. Fox, 'The Evolution of Medical Uncertainty', *The Milbank Memorial Fund Quarterly: Health and Society* 58 [1980], 36.

2 George J. Annas, 'Law and the Life Sciences: Medical Paternity and "Wrongful Life"', *Hastings Center Report*, 9 [1979], 15.

3 Lesley Oelsner, 'Baby in Malpractice Suit was Put up for Adoption', *New York Times*, 17 February 1979, 24.

4 Julian Millen, *Breaking Barriers: IHC's First 50 Years*

[Wellington, 1999], 7.

5 小鳩会『あゆみは遅くとも――宮崎小鳩会10年の記録』［鉱脈社、１９８２］57、１０２頁。日本ダウン症協会の成立史については以下のアドレスを参照せよ。http://www.jdss.or.jp/about/index.html

6 Millen, *Breaking Barriers*, 64-5.

7 この情報については以下のウェブサイトを閲覧した。The Down Syndrome of New South Wales website: http://www.dsansw.org.au/index.php?pg=200, accessed 14 march 2011.

8 日本の親の会の歴史的状況については、日本ダウン症協会理事の上原公子氏からのご指摘を参考にし、原著者の承諾を得たうえで、訳者が原文内容の一部分を修正・加筆した。

9 Will Swann, 'Is the Integration of Children with Special Needs Handicapped ?: An Analysis of Recent Statistics of Pupils in Special Schools', *Oxford Review of Education* 11 [1985], 3.

10 Joy Dandy and Chris Cullen, 'Integration and Mainstreaming: A Review of the Efficacy of Mainstreaming and Integration for Mentally Handicapped Pupils', *Educational Psychology* 8 [1988], 178.

11 Tony Booth, 'Politics Towards the Integration of Mentally Handicapped Children in Education', *Oxford Review of Education* 9 [1983], 264.

12 Dandy and Cullen, 'Integration and Mainstreaming', 178.

13 Ibid.

14 Swann, 'Is the Integration of Children with Special Needs Happening?', 12.

15 Trevor Parmenter, 'Factors Influencing the Development of Special Education Facilities in Australia for Children with Learning Disabilities/Difficulties', International Conference of the Association for Children with Learning Disabilities, San Francisco, February 1979, 6.

16 G. A. Currie, *Report of the Commission on Education in New Zealand* [Wellington, 1962], 465.

17 David Mitchell, *Special Education in New Zealand: Its Growth Characteristics and Future* [Hamilton, New Zealand, 1972], 12.

18 M. M. de Lomas, *Schooling for Students with Disabilities* [Camberra: Australian Council for

Education Research, 1994], 15.

19 Fritz Fuchs and Povl Riis, 'Antenatal Sex Determination', *Nature* 177 [1956], 330.

20 Ina Ferguson McKay and F. Clarke Fraser, 'The History and Evolution of Parental Diagnosis', in *Parental Diagnosis: Background and Impact on Individuals* [Montreal, 1993], 12-15.

21 Ruth Schwartz Coan, 'Aspects of the History of Parental Diagnosis', *Fetal Diagnosis and Therapy* 8 [1993], 12-15.

22 Cynthia M. Powell, 'The Current State of Genetic Testing in the United States', in E. Parens and A. Asche [eds.], *Prenatal Testing and Disability Rights* [Washington, DC, 2000], 49-50.

23 Harry Harris, *Prenatal Diagnosis and Selective Abortion* [London, 1974].

24 Aubrey Milunsky, *The Prevention of Genetic Disease and Mental Retardation* [Philadelphia, 1975].

25 A. Gath, *Down's Syndrome and the Family—the Early Years* [London: 1978].

26 Tracy Cheffins et al., 'The Impact of Maternal Serum Screening on the Birth Prevalence of Down's Syndrome and the Use of Amniocentesis and Chorionic Villus Sampling in South Australia', in *British Journal of Obsterics and Gynaecology* 107/12 [2000], 1453.

27 John Keown, *Abortion, Doctors and the Law: Some Aspects of the Legal Regulation of Abortion in England from 1803 to 1982* [Cambridge, 1988], 84-5, 110-11.

28 Angus McLaren and Arlene Tigar McLaren, *The Bedroom and the State* [Toronto, 1998], 136-7.

29 Mary Ann Glendon, *Abortion and Divorce in Western Law* [Cambridge, Massachusetts and London, 1986], 22.

30 Rajendra Tandon and Jesse E. Edwards, 'Cardiac Malformations Associated with Down's Syndrome', *Circulation* 47 [1973], 1350.

31 Stanley J. Reiser, 'Survival at What Cost? Origins and Effects of the Modern Controversy on Treating Severely Handicapped Newborns', *Journal of Health Politics and Law* 11 [1986], 199-204.

32 Raymond S. Duff and A. G. M. Campbell, 'Moral and Ethical Dilemmas in the Special-Care Nursery', *The New England Journal of Medicine* 289 [1973], 894.

33 M. Feingold, 'Genetic Counseling and Congenital Anomalies', *Pediatrics in Review* 2 [1980], 155-8.
34 Anthony Shaw, Judson G. Randolph and Barbara Manard, 'Ethical Issues in Pediatric Surgery: A National Survey of Pediatricians and Pediatric Surgeons', *Pediatrics* 60 [1977], 598-9.
35 Nancy K. Rhoden and John D. Arras, 'Withholding Treatment from Baby Doe: From Discrimination to Child Abuse', *Milbank Memorial Fund Quarterly, Health and Society* 63 [1985], 19-20.
36 'Dr. Leonard Arthur: His Trial and its Implications', *British Medical Journal* 283 [1981], 1340. Diana and Malcolm Brahams, 'The Arthur Case - a Proposal for Legislation', *Journal of Medical Ethics* 9 [1983], 12.
37 Ian Kennedy, 'Reflections on the Arthur Trail', *New Society*, 7 January [1982], 14.
38 Brahams and Brahams, 'The Arthur Case', 12.
39 Kennedy, 'Reflections on the Arthur Trial'.
40 Law Reform Commission of Canada, *Sterilization: Implications for Mentally Retarded and Mentally Ill Persons* [Ottawa, 1979].
41 Royal Commission of Inquiry, *Contraception, Sterilization and Abortion in New Zealand: Report of the Royal Commission of Inquiry* [Wellington, 1977], 86.
42 Ibid. 87.
43 E. Kluge, 'After "Eve": Whiter Proxy Decision-making?', *Medicolegal Issues* 137 [1987], 715-20.
44 S. J. Taylor, 'The Continuum and Current Controversies in the U.S.A.', *Journal of Intellectual & Developmental disability* 26 [2001], 24.
45 E. Emerson, 'Deinstitutionalisation in England', *Journal of Intellectual & Developmental Disability* 29 [2004], 79-84.
46 L. Young, A. Ashman, J. Sigafoos, and P. Grevell, 'Closure of the Challinor Centre II: An Extended Report on 95 Individuals after 12 Months of Community Living', *Journal of Intellectual & Developmental Disability* 26 [2001], 51-66.
47 Alun E. Joseph and Robin A. Kearns, 'Deinstitutionalization Meets Restructuring: The Closure of a Psychiatric Hospital in New Zealand', in *Health and Place* 2/3 [1996], 180-1.
48 このベルギー人俳優の挿入を提案してくれた、本書の原稿の匿名の査読者に感謝する。

49 Duncan Mitchell and Ranneverig Traustadottir, *Exploring Experiences of Advocacy by People with Learning Disabilities* [London, 2006], 137.

50 K. Doddington, R. S. P. Jones, and B. Y. Miller, 'Are Attitudes to People with Learning Disabilities Negatively Influenced by Charity Advertising? An Experimental Analysis', *Disability and Society* 9 [1994], 207-22. B. Y. Miller, R. S. P. Jones, and N. Ellis, 'Group Differences in Response to Charity Images of Children with Down Syndrome', *Down's Syndrome: Research and Practice* 1 [1993], 118-22 [online], retrieved from http://www.down-syndrome.org/reports/22/, accessed 16 March 2011.

51 Jessica Evans, 'Feeble Monsters: Making up Disabled People', in Jessica Evans and Stuart Hell [eds.], *Visual Culture: I Reader* [London, 1999], 280.

52 Doddington, Jones, and Miller, ' Are Attitudes...?', 211.

53 Miller, Jones, and Ellis, 'Group Differences', 118.

54 http://www.downs-syndrome.org.uk/information/i-have-downs-syndrome/eastenders.html. accessed 30 July 2010.

エピローグ

1 Charles Rosenberg, 'Framing Disease: Illness, Society, and History', in Charles Rosenberg and Goden [eds.], *Framing Disease: Studies in Cultural History* [New Brunswick, 1992].

2 Howard Glennerseter, 'The Costs of Hospital Closure: Reproviding Services for the Residents of Darenth Park Hospital'. *Psychiatric Bulletin* 14 [1990], 140-3.

3 '53 Mentally Disabled Died in Texas Institutions in 2008', *Fox News*, 3 December 2008, online at http://www.foxnews.com/story/o,2933,460784,oo.html, accessed 16 March 2011.

4 European Commission for Community Living, *European Commission for Community Living Briefing to the Council of Europe: Addressing the Unjustified Institutionalization of Diseased People* [Brussels, Sept. 2007].

5 Dolly MacKinnon and Catherine Coleborne,

'Introduction: Deinstitutionalization in Australia and New Zealand', *Health and History* 5/2 [2003], 3.

6 *Out of Hospital, Out of Mind* [Mental Health Council of Australia, 2003]. MacKinnon and Coleborne, ibid. に引用されている。

7 Thaddeus M. Baklinski, 'Eugenics: Study finds vast majority [84%] of Down Syndrome babies aborted in Norway', Life Site: www.lifesitenews.com.

8 From a report in the *British Medical Journal* [29 November, 2008], 'New Screening Halves Number of Children Born with Down Syndrome', http://www.sciencediary.com/releases/2008/11/081127204346.html, accessed 16 March 2011.

9 Wolf Wolfensberger, *The New Genocide of Handicapped and Afflicted People* [Syracuse 1987]. Wolfensberger, 'The Growing Threat to the Lives of Handicapped People in the Context of Modenistic Values', *Disability & Society* 9/3 [1994], 395-413.

10 佐藤孝道『出生前診断——いのちの品質管理への警鐘』［有斐閣選書、１９９９］１０５、２６７頁。

11 Stewart L. Einfeld and Rebecca Brown, 'Down Syndrome - New Prospects for an Ancient Disorder', *Journal of the American Medical Association* 303/24 [2010], 2525-6.

12 Kim Edwards, *The Memory Keeper's Daughter* [New York, 2005]. この本は日本語に翻訳されている。キム・エドワーズ『メモリー・キーパーの娘』宮崎真紀訳［日本放送出版協会、２００８］。

13 Einfeld and Brown, 'Down Syndrome - New Prospects', 2525-6.

訳者あとがき

ダウン症の今――日本

２０１４年の日本では、ダウン症のある人々への関心が非常に高まりつつある。新聞、テレビ、インターネットなどで、ダウン症をメインにした報道に触れることは多い。また、これまで、ダウン症に全く関心をもたなかった人々も、ダウン症に関する情報を知りたいと願い、その情報の収集に奔走することもあると聞く。だが、これらの情報は、現にダウン症のある人々、さらに、彼らと共に生活している人々にとって、必ずしも喜ばしい内容ばかりではない。

全国調査の推計によれば、ダウン症のある赤ちゃんの出生率は、１９９５年から２０１１年にかけて倍増した。１９９５年で1万人あたり6・3人が、２０１１年で13・6人になった。晩婚化を背景にして、ダウン症のある赤ちゃんは、数多く生まれるようになった。さらに、医学の進歩は、ダウン症のある子どもたちの生命リスクを解消し、彼らの平均寿命を引き上げた。そして、公益財団法人日本ダウン症協会など、ダウン症のある人々の支援者たちの活動や、さらに、ダウン症のある人々自身の日常的な取り組みによって、その他の人々との相互理解を深めていった。今日、ダウン症のある人々が、より良き生活を迎えられ、各々の個性を充分に発揮できる環境が整い始めている。

しかし、皮肉にも、生まれてきたダウン症のある人々の社会状況が改善する一方で、ダウン症のある子どもの誕生は、今でも抑制され続けてきている。ダウン症を理由に中絶した数は、1995〜99年を基準値とすると、2005〜09年には1・9倍であったと推計された。2011年の人口動態推計では、約2300人のダウン症のある赤ちゃんが生まれるはずであったが、実際に生まれた数は約1500人であり、約800人の一部が中絶された（朝日新聞デジタル「ダウン症児の出生、過去15年で倍増　全国調査から推計」朝日新聞社、2014年4月19日3時35分配信）。

2013年4月から医療機関で臨床研究として始まった新型出生前検査は、ダウン症のある胎児の安易な中絶への道を開いた。新型出生前検査とは、妊娠10週から実施可能な、妊婦の血液で胎児の異常を調べる検査である。よって、妊娠15週から実施可能な、胎児が大きくなってから行われる羊水検査と比較して、新型出生前検査は、流産の恐れがない「お手軽な」検査方法である。新型出生前検査を受けた女性の数は、2013年4月から2014年3月末までで7740人であり、染色体異常の可能性がある「陽性」と判定されたものは、全体の1・8%にあたる142人であった。異常かどうかを確定するには、さらに羊水検査を受ける必要がある。2013年4月以降の1年間のデータによれば、陽性と判定された142人のうち、113人が羊水検査などで「異常」と確定し、97%の110人が人工妊娠中絶を選んだ。確定した染色体異常の内訳は、ダウン症が70人、18トリソミーが34人、13トリソミーが9人であった。受診者の平均年齢は38・3歳であり、高齢妊娠を理由に診断を受けた人が95％を占めた（時事ドットコム「染色体異常、97％が中絶＝1年で7700人が受診――新出生前診断」時事通信社、2014年6月27日18時42分配信）。

ダウン症のある胎児の中絶が実施されていく現状において、皆が新型出生前検査にどのように向き合うべきなのかが問われ始めている。妊娠した女性、さらに、その夫や家族だけでなく、晩婚化が進む日本において、誰もが直面する可能性の高いこととして検査をとらえる必要性がある。そして、ダウン症のある人々だけでなく、障害のある人々とどのように接すればいいのかについて、すべての人々が深く考えてみることが求められている。

本書は、David Wright, *Downs: The History of a Disability* (Oxford University Press, 2011) の全訳である。著者であるデイヴィッド・ライト教授は、ダウン症のある人々、さらに、知的障害のある人々――その昔、ダウン症は、知的障害の一部類であると考えられていた――が、歴史の中で、どのように議論されてきたのかについて論じている。時代が移りゆくなかで、知的障害のある人々・ダウン症のある人々への社会的認識、彼らの社会的地位について、変わった面と、変わらなかった面について、本書は教えてくれる。さらに、本書では、歴史上、一人ひとりは各々の理念を抱きつつ、知的障害のある人々・ダウン症のある人々への対応に取り組んだことも述べられている。誰もが、多様な意見に耳を傾けつつ、知的障害のある人々・ダウン症のある人々に寄り添うことが重要であることを、本書は過去の事例から教えてくれるのだ。

著者デイヴィッド・ライトの歴史観

ここで、デイヴィッド・ライトの略歴と研究業績について紹介しよう。カナダ生まれのライトは、モントリオールのマギル大学を卒業後、イギリスのオックスフォード大学の歴史学部に所属した。オックスフォード大学のウェルカム医学史ユニット長で、のちに、ケンブリッジ大学の人口史グループの所長になったリチャード・スミス（Richard Smith）の指導のもと、博士号を取得した。同時に、優れた医療史学者であるアン・ディグビー（Anne Digby）の薫陶も受け、知的障害のある人々の歴史についての最初の論文集、*From Idiocy to Mental Deficiency: Historical Perspectives on People with Learning Disabilities* [London, 1996] を彼女と共編著した。また、オックスフォード大学出版局から出た単著*Mental Disability in Victorian England: The Earlswood Asylum 1847-1901* [Oxford, 2001] は、イギリスにおける知的障害のある児童の施設を検討した歴史研究であり、その研究方法において数多くの学者に影響を与えた。ロイ・ポーター（Roy Porter）と共編した書物 *The Confinement of the Insane, 1800-1965: International Perspectives* [Cambridge, 2003] は、精神障害のある人々の歴史を国際的な視点で分析することを提唱した最初の大きな業績の一つである。この書物は、２０１１年にペーパーバックで再版された。ライトは、カナダに帰国したのちも、カナダの精神病院の記録と、他の旧イギリス植民地の記録の分析をてがけ、多くの若手の研究者を育てている。

ライトは、本書において、イギリス留学中に会得した医学史の手法を用いて、知的障害、さらに、ダウン症の歴史について叙述した。ここで言う手法とは、両者が、時間軸上の様々な空間で、どのように読み解かれ、どのように取り組まれたのかについて検討することだ。本書では、知的障害・ダウン症が解釈され、対処された空間は、中世から現在までの約750年間において、時には制度や組織の中に、時には地域社会や家族の中に存在していたことが明らかにされている。また、知的障害・ダウン症は、イギリス、フランス、ドイツ、アメリカ合衆国、カナダ、オーストラリア、ニュージーランド、日本など、多数の国々の間で同時並行的に、または時間的なずれを起こしつつ理解され、対処されてきたことも言及されている。そして、歴史上の、政治的・法的・経済的・学術的・社会的な場で、知的障害・ダウン症のある人々が経験した受容と排除の内容が考察されている。

よって、本書の内容は、知的障害のある人々の歴史に関する従来の研究書に対して、挑戦的だ。西洋世界の知的障害のある人々の歴史を叙述する場合、概して、19世紀以降の状況に注意を払い、それ以前については等閑視する傾向がある。すなわち、これらの研究は、現在の知的障害のある人々に向けた対策の起源が、19世紀初頭における知的障害のある人々への医学的関心の高揚にあると考え、医療・教育の領域での知的障害の処遇のされ方について検討してきた。しかし、本書は、中世から近世社会において、知的障害のある人々が置かれていた状況について書き記し、医学者など、知的障害対策の専門家が国家の庇護のもとで権限を拡大する近代よりも以前の有り様を描写した。その時代、財産相続、貧者救済、宗教、哲学の領域で知的障害を定義する基準がすでに存在していたことを論じているように、ライトは、知的障害のある人々の歴史は医療・教育の分野だけでなく、より広範囲の領域で捉え直す必要があると主張しているのだ。

このような広範囲の領域で、知的障害のある人々の歴史を理解し直す必要があるとのライトの姿勢は、本書における20世紀後半から現在までの叙述内容にも表れている。１９６０年代以降、それまで実施されてきた知的障害のある人々への対策が批判され、彼らの実際にある障害を認め、市民としての参加を求める運動が起こった。当事者主体の支援を求める運動、さらに、社会への啓蒙活動が西洋世界や日本などで起こり、知的障害のある人々を差別化してきた社会制度、そして、その制度を支えてきた医学者などの専門家への批判が高まった。このような情勢を受けて、当事者主権の観点から知的障害のある人々の歴史を論じた文献が登場し始め、これらの研究は運動・啓蒙活動の成果を肯定的に評価した。

ライトは、本書の中で、ダウン症のある妹の経験を公表しつつ、過去から現在にかけてのダウン症のある人々の社会的立場の向上について、積極的に論じている。そして、ダウン症のある人々を一般の社会の中へ導いた、支援者や支援グループの活動を好意的に紹介している。しかし、ライトは、医学者などの専門家が、施設での治療やケアの立案・実施を通じての障害の差異化に関わったことを認めつつも、科学の進歩が、ダウン症を取り巻く社会的風潮の改善に与えた影響についてもしっかりと説明している。本書によれば、20世紀半ばにおける科学研究は、19世紀後半に確立された、ダウン症を社会的差別の温床に位置づけた医学的説明の訂正に取り組んだ。また、１９６０年代に入ると、ダウン症の研究に取り組んできた医学者などの一派は、研究の成果を踏まえたうえで、「蒙古症」から「ダウン症」へと、当障害の公式症名の変更の必要性を感じ、それを世間に訴えたのである。すなわち、本書では、医学者などの専門家もまた、当事者に付着した社会的烙印（スティグマ）――ダウン症の身体的特徴が人種的に劣った蒙古人種への逆戻りであると説明されたことや、親の梅毒がダウン症の病因であると考えられたことなど――の除去に貢献したことが述べられている。ライトが紹介しているように、１９６０年代以降、様々な領域からの働きかけにより、ダウン症は知的障害の一部類ではなく、固有の部類とみなされるようになり、ダウン症のある人々は、社会のあらゆる局面に登場するようになったのだ。

このように、知的障害・ダウン症は、長きにわたり、様々な空間で語られ、対応されてきた。そして、現在ではその語り手に、知的障害のある人々・ダウン症のある人々自身が新たに加わることで、知的障害・ダウン症の社会的認識にさらなる磨きが加えられた。しかし、ライトがエピローグで言及したように、今日、ダウン症の人々を取り巻く状況は穏やかではない。前述したように、新型出生前検査にどのように向き合うのかについて、日本社会だけでなく世界が問われている。ライトが論じているように、１９６０年代以降の、急激な科学の進歩と、個人の自由・権利を過度に求める風潮は、ダウン症のある人々の生存権を揺るがす事態を招いた。ダウン症のある人々とその他の人々とが、共に暮らし、お互いに尊重し合えるより良き社会を実現し、永続化するために、専門家、当事者、その家族や支援者だけでなく、限りなく多様な領域の人々が、ダウン症についての理解を深め、新たな課題への策を見つけ出すことに踏み出さなければならない、と本書は教えてくれるのだ。

本書の内容は学術的に斬新であるが、ライトはできるかぎり平易な文章で読者に語りかけている。一人でも多くの人々が、本書を通じて、知的障害のある人々・ダウン症のある人々の歴史に関心を持ってもらいたいと、ライトは願っているのだ。なお、本書には、蒙古症、精神薄弱、狂人など、今日では差別を助長する理由から使用されていない用語が見られる。だが、第1章でライト自身が述べているように、これらの用語を使用しているのは歴史的状況を忠実に再現するためである。この点について、ご了解をお願いしたい。

謝　辞

思えば、ライト先生が本書の執筆を計画しているのを知ったのは、２００９年の暮れも押し詰まる頃であった。当時、ライト先生は、日本における知的障害のある人々の歴史を本書に含めるための支援者を探していた。そして、私が、慶應義塾大学経済学部の鈴木晃仁先生を介して、その原案作成にたずさわった。私は、近現代イギリスの知的障害のある人々の歴史研究を専門としていたが、ライト先生との共同作業を通じて、日本のことを調べ、イギリスの状況との比較を検討する貴重な経験をした。

その後、思いがけず、２０１３年の夏真っ盛りの頃、鈴木先生から再度、本書の翻訳のお話をいただいた。本書の翻訳を通じて、知的障害のある人々・ダウン症のある人々の歴史研究に向き合う姿勢について、充分に学ぶ機会を得ることができた。

最後にあたって、本書の邦訳という大任を私に与えてくださった鈴木先生に心から謝意を表したい。またライト先生は、私の質問事項に一つひとつ丁寧な回答をしてくださり、翻訳作業を温かい言葉で応援してくださった。そして、公益財団法人日本ダウン症協会理事の上原公子様からは、全体の訳文について貴重なご教示をいただいたばかりでなく、本訳書の出版にあたり並々ならぬご尽力を賜った。お二人には、ここで深く感謝を申し上げたい。さらに、近年の出版状況が厳しいなかで、快く出版に応じて下さった明石書店編集部の編集長・神野斉様、および吉澤あき様に対して、厚くお礼を申し上げたい。

2015年1月

大谷　誠

◆著者略歴

デイヴィッド・ライト（David Wright）

カナダ、モントリオールのマギル大学健康・社会政策研究所カナダ研究科長および歴史学教授。歴史学の訓練を受け、専門分野は医学史・障害史。精神衛生と精神医学の歴史に関する8冊の著書、編著書がある。知的障害の歴史を扱った著作に、Anne Digbyとの共編著 *From Idiocy to Mental Deficiency: Historical Perspectives on People with Learning Disabilities*（Routledge, 1996）、Roy Porterとの共編著 *The Confinement of the Insane, 1800-1965: International Perspectives*（Cambridge University Press, 2003）がある。

◆訳者略歴

大谷　誠（おおたに・まこと）

同志社大学大学院文学研究科で博士号（文化史学）を取得。現在、同志社大学文学部嘱託講師。専門分野は西洋史・医学史・障害史。主な論文として、「世紀転換期イギリスにおける『精神薄弱者問題』――上流・中流階級と『公』的管理」（川越修・鈴木晃仁編『分別される生命――二〇世紀社会の医療戦略』法政大学出版局、2008年）、「知的障害の歴史――イギリスと日本の事例」（山下麻衣と分担執筆、松井彰彦・川島聡・長瀬修編『障害を問い直す』東洋経済新報社、2011年）、「社会階層と『精神薄弱者』――二〇世紀前半のイギリスを事例として」（山下麻衣編『歴史のなかの障害者』法政大学出版局、2014年）など。

ダウン症の歴史

二〇一五年二月二〇日　初版第一刷発行
二〇一五年九月三〇日　初版第三刷発行

著　者——デイヴィッド・ライト
訳　者——大谷　誠
協　力——公益財団法人 日本ダウン症協会
発行者——石井昭男
発行所——株式会社 明石書店
〒一〇一-〇〇二一 東京都千代田区外神田六-九-五
電話　〇三-五八一八-一一七一
ＦＡＸ　〇三-五八一八-一一七四
振替　〇〇一〇〇-七-二四五〇五
http://www.akashi.co.jp
装　丁——明石書店デザイン室
印刷・製本——モリモト印刷株式会社

（定価はカバーに表示してあります）
ISBN978-4-7503-4132-3